Hippokrates

edition *hebamme*

*Karin Stachowiak*

# Aromatherapie

38 Abbildungen

Hippokrates Verlag · Stuttgart

*Die Deutsche Bibliothek CIP-Einheitsaufnahme*

Ein Titeldatensatz für diese Publikation ist bei Der Deutschen Bibliothek erhältlich

**Anschrift der Autorin:**
Karin Stachowiak
Steinacker 60a
51429 Bergisch Gladbach

**ISBN 3-7773-1695-4**

Unsere Homepage: www.hippokrates.de

Printed in Germany 2001

Pflanzenfotos: Joachim Rosse, Leipzig
Rose: Frau Dr. Reutter, Stuttgart
Vordergrundmotiv: photodisc
Hintergrundmotiv: Stone, München
Satz: Photocomposition Jung, F-67420 Plaine
Druck: Sommer, D-91555 Feuchtwangen

**Wichtiger Hinweis:** Wie jede Wissenschaft ist die Medizin ständigen Entwicklungen unterworfen. Forschung und klinische Erfahrung erweitern unsere Erkenntnisse, insbesondere was Behandlung und medikamentöse Therapie anbelangt. Soweit in diesem Werk eine Dosierung oder eine Applikation erwähnt wird, darf der Leser zwar darauf vertrauen, dass Autoren, Herausgeber und Verlag große Sorgfalt darauf verwandt haben, dass diese Angabe dem **Wissensstand bei Fertigstellung des Werkes** entspricht.

Für Angaben über Dosierungsanweisungen und Applikationsformen kann vom Verlag jedoch keine Gewähr übernommen werden. **Jeder Benutzer ist angehalten,** durch sorgfältige Prüfung der Beipackzettel der verwendeten Präparate und gegebenenfalls nach Konsultation eines Spezialisten festzustellen, ob die dort gegebene Empfehlung für Dosierungen oder die Beachtung von Kontraindikationen gegenüber der Angabe in diesem Buch abweicht. Eine solche Prüfung ist besonders wichtig bei selten verwendeten Präparaten oder solchen, die neu auf den Markt gebracht worden sind. **Jede Dosierung oder Applikation erfolgt auf eigene Gefahr des Benutzers.** Autoren und Verlag appellieren an jeden Benutzer, ihm etwa auffallende Ungenauigkeiten dem Verlag mitzuteilen.
Geschützte Warennamen werden **nicht** besonders kenntlich gemacht. Aus dem Fehlen eines solchen Hinweises kann also nicht geschlossen werden, dass es sich um einen freien Warennamen handelt.

# Vorwort

Ätherische Öle sind wunderbare, sanfte Helfer während Schwangerschaft, Geburt und Wochenbett.

Erschlossen hat sich mir die Aromatherapie und Aromapflege durch meine erste Hausgeburt. Die von mir betreute Frau, die später meine Freundin wurde, schenkte mir bei meinem Abschlussbesuch ein Buch über ätherische Öle, mit den Worten: „Du bist doch so eine Kräuterhexe, ich dachte mir, das ist was für Dich!" Und somit war es um mich geschehen.

Damals, Anfang 1988, war es schwer, an gute ätherische Öle heranzukommen. Auch Duftlampen und Zubehör gab es kaum. Mein Mann musste deshalb so manche Mischung (nicht immer gelungen!) über sich ergehen lassen. Aber durch Erfahrung lernt man ja bekanntlich. Da ich immer schon eine ganz feine Nase hatte und gern ausprobierte, habe ich die Aromen sehr schnell für die von mir betreuten Frauen entdeckt.

Aus den ersten Anfängen ist nun durch viele Erfahrungen in all den Jahren dieser Ratgeber entstanden. Er erhebt nicht den Anspruch auf Vollständigkeit. Für alle an Basiswissen interessierten Leserinnen habe ich Literaturvorschläge im Anhang angegeben. Desgleichen sind auch die wichtigsten ätherischen Öle, die ich verwende, dort zu finden.

Ich hoffe, dass alle interessierten Leserinnen genauso viel Spaß am Umgang mit den Düften haben wie ich und ihre Heilwirkung kennen und schätzen lernen werden.

*Karin Stachowiak*

*Mein besonderer Dank gilt meiner Familie,*
*die nicht nur mit der vielbeschäftigten Hebamme,*
*sondern auch noch mit der Buchautorin viel Geduld haben musste.*
*Außerdem möchte ich mich bei Anke Klepsch bedanken,*
*die mich tatkräftig unterstützte.*

# Inhalt

## Aromatherapie während der Geburt



## Aromatherapie im Wochenbett



## Aromatherapie bei speziellen Problemen im Wochenbett (A–Z)

## Aromatherapie bei Neugeborenen (A–Z)



## Die ätherischen Öle (A–Z)

## Technik der Aromamassagen



## Herstellung von Kompressen



## Anhang

# Grundlagen

# Was ist Aromatherapie bzw. Aromapflege?

Man könnte die Aromatherapie als „Heilkunde der Erfahrungen" bezeichnen. Ätherische Öle werden verwendet, um eine Steigerung des Wohlbefindens (Aromapflege) oder eine Besserung von Krankheitszuständen (Aromatherapie) zu erreichen.

## Was sind ätherische Öle?

**Duftstoffe der Pflanze**

Die Pflanze ist das einzige Lebewesen, das Sonnenlicht in Energie und Nahrung umwandeln kann (energiereiche Kohlenhydrate) (Photosynthese). Die Duftstoffe der Pflanzen dienen ihr zur feinstofflichen Kommunikation. Insekten werden angezogen oder ferngehalten (Fortpflanzung/Überleben) Mikroorganismen (Pilze, Bakterien, Viren) werden ferngehalten, es entsteht ein Kontakt zur Umwelt.

**Ätherische Öle**

Ätherische Öle beinhalten die Lebenskraft der Pflanze in hochkonzentrierter Form (z. B. für einen Tropfen Rosenöl benötigt man 30 Rosenblüten!). Sie sitzen in bestimmten Öldrüsen, Kanälen oder Zellen der Pflanzen. Sie kommen im Saft, Harz oder in den Wurzeln von Bäumen vor. Sie sind in Blüten, Blättern, Gräsern und Stengeln zu finden.

**Essenzen**

Die Essenzen sind keine wirklichen Öle. Sie sind nicht fettig, hinterlassen auf Löschpapier keine Flecken. Sie verflüchtigen sich schnell (ätherisch = steigen in den Himmel auf), deshalb sollten sie in fest verschlossenen Flaschen aufbewahrt werden. Die Flaschen sollten braun sein, denn die Essenzen sind lichtempfindlich. Ihre Qualität wird von Licht stark beeinträchtigt.

Die meisten Essenzen behalten ihre volle Qualität ungefähr 1–1 1/2 Jahre lang. Zitrusöle sind empfindlicher als andere Öle, sie sollten nicht länger als ein Jahr gelagert werden. Öle wie Rose, Jasmin, Iris, Weihrauch etc. kann man dagegen sehr gut länger lagern. Sie werden mit den Jahren immer besser.

Je nachdem, wo das ätherische Öl vorkommt, ist es leichter (Eukalyptus, Zitrusfrüchte, Gräser) oder schwieriger (Jasmin, Rose, Neroli und vor allem Iris) Essenzen zu gewinnen. Dieser Faktor spiegelt sich natürlich auch im Preis der Öle wider.

**Beispiele:**

| | | |
|---|---|---|
| 100 kg Eukalyptus | ergeben | 10 Liter Öl |
| 100 kg Lavendel | ergeben | 2–3 Liter Öl |
| 100 kg Rose | ergeben | weniger als 1/2 Liter Öl |
| 1000 kg Jasmin | ergeben | 1 Liter Öl |
| 1000 Zitronen | ergeben | 1 Liter Öl |

**Zusammensetzung der Essenzen**

Die Zusammensetzung der Essenzen ist jahreszeit- und ernteabhängig. Der Lavendel entwickelt das meiste ätherische Öl in der größten Hitze der Mittagszeit, der Jasmin nachts und die Rosen frühmorgens.

Teilweise ist die Ente sehr aufwendig. Rosen und Jasmin müssen von Hand gepflückt werden. Dies erklärt natürlich auch den hohen Preis.

## Eigenschaften der ätherischen Öle

**Hochkonzentrierte Öle**

Die Essenzen sind hochkonzentrierte Öle, die sicher aufbewahrt und niemals – bis auf wenige Ausnahmen – unverdünnt angewendet werden sollten. Sie können zu Haut- und Schleimhautreizungen bis hin zu Verätzungen führen. Deshalb gehören sie auch **nie** in Kinderhände (gute Firmen bieten kindersichere Verschlüsse an).

**Antiseptische Wirkung**

Alle ätherischen Öle wirken antiseptisch. Ein gutes Beispiel ist die Zitrone. Die Dämpfe des Zitronenöls können Meningokokken neutralisieren, Thyphuserreger in weniger als 1 Stunde, Pneumokokken in 1–3 Stunden und Staphylokokken in 5 Minuten abtöten. Zitronenöl hat eine antiseptische Dauerwirkung von 20 Tagen. Es ist ideal zur Raumdesinfizierung. Ein anderes Beispiel ist der Lavendel, mein Allzwecköl im Wochenbett.

**Rasche Absorption über die Haut**

Die Essenzen werden sehr rasch von der Haut absorbiert. Sie durchdringen diese und treten über Bindegewebe und Lymphe in den Blutkreislauf ein. Über Lunge und Nieren werden sie wieder ausgeschieden.

Durch den Kontakt mit der Haut unterstützen sie diese in ihren vielfältigen Funktionen. Im Gegensatz zu den synthetischen Duftölen werden die ätherischen Öle komplett wieder ausgeschieden! Die Essenzen wirken auf den ganzen Körper.

## Wirkung der ätherischen Öle

Durch die unmittelbare Wirkung der ätherischen Öle auf unser Gehirn werden physische und psychische Vorgänge in unserem Körper beeinflusst.

**Riechsinn**

Der Riechsinn ist der ursprünglichste aller Sinne. Ohne ihn würden wir viele Erinnerungen und Gefühle sehr vermissen, da sie an bestimmte Düfte und Gerüche gebunden sind. Stellen Sie sich die Weihnachtszeit ohne Gerüche und Düfte von Plätzchen und Tannen vor! Wie oft erinnert uns ein Duft an eine bestimmte Situation!

Die Menschen umgeben sich seit Jahrtausenden mit Düften. Wir benützen Düfte, um uns zu erfreuen, um uns etwas Gutes zu tun oder – bei entsprechendem Wissen – um zu helfen und zu heilen.

Durch wissenschaftliche Forschungen wurde ein enger Zusammenhang zwischen Düften und Psyche belegt.

**Was geschieht in unserem Körper beim Riechen?**

Die Duftmoleküle gelangen über die Nase auf die **Riechschleimhaut**. Diese befindet sich rechts und links der Nasenscheidewand in Höhe der Augen. Sie trägt 10 Millionen Riechsinneszellen. Die Riechschleimhaut gehört zum Zentralnervensystem, dessen Zellen hier offen mit der Umwelt kommunizieren. Dies ist einmalig in unserem Körper.

Das **Limbische System** gehört zum Stammhirn (ältester Gehirnteil). Über das Limbische System werden unsere Gefühle und unser Seelenleben gesteuert. Duftreize können dort die **Ausschüttung von Neurotransmittern** (Überträgerstoffe an Nervenendigungen) bewirken:

- Enzephaline: sehr schmerzstillend, Wohlbehagen, heiter bis euphorische Zustände
- Endorphine: schmerzstillend, Wohlgefühl, sexuell stimulierend
- Serotonin: beruhigt und entspannt
- Noradrenalin: regt an, macht wach

**Geschmackssinn**

Der Geruchssinn ist ein wichtiger Punkt beim Geschmack. Ohne Geruchssinn würden alle Speisen gleich schmecken. Die Zunge kann nur die Geschmacksqualitäten sauer, süss, bitter und salzig unterscheiden. Alle Feinheiten des Geschmacks erleben wir jedoch über den Geruchssinn. Wir registrieren diese Tatsache z. B. bei grippalen Infekten, wenn die Nasenschleimhaut geschwollen ist und damit der Weg zur Riechschleimhaut versperrt ist.

**Sexualität**

Unsere Sexualität wird ebenfalls vom Geruchssinn geprägt. Im Nasendach sitzt das Jakob'sche Organ, das alle großmolekularen Duftstoffe an unser Hormonsystem im Hypothalamus-Hypophysenbereich weiterleitet. Das Jakob'sche Organ wurde beim Menschen erst vor einigen Jahren entdeckt. Es nimmt Pherhormone, das sind sexuelle Botenstoffe, auf. Pherhormone werden in den apokrinen Schweißdrüsen produziert (Achseln, Bauchnabel, Schamregion). Jeder Mensch hat sein spezielles Duftmuster. Dadurch entstehen Anziehungen und Abneigungen zwischen den Partnern. Durch Gemütsschwankungen, bei Krankheiten oder Erregung verändert sich der Körpergeruch. Auch Angst hat einen ganz speziellen Geruch.

**Geburtshilfe**

Viele Situationen können wir mit den Essenzen positiv beeinflussen.

> Im Bereich der Geburtshilfe helfen die ätherischen Öle vor allem, Situationen zu entkrampfen, zu entspannen und zu harmonisieren.

Die Hebamme kann sie auch für sich bei der Arbeit, bei der Therapie, bei der Geburt oder im Wochenbett nutzen. Es ist angenehm, im Gebärzimmer einen schönen Duft wahrzunehmen, der sich auf alle Anwesenden positiv auswirkt. Verhärtungen lassen sich durch ein schönes Bad mit Essenzen lösen.

# Kurzer geschichtlicher Überblick

Die Ursprünge der Aromatherapie gehen auf die ältesten Heilpraktiken der Menschheit zurück. Die Menschen entdeckten mehr oder weniger durch Zufall, dass manche Pflanzen heilkräftig waren und andere krank machten. Sie warfen gesammeltes Brennmaterial ins Feuer und bemerkten, dass der aufsteigende Rauch von Kräutern, Blättern oder Hölzern dämpfend und entspannend oder anregend oder euphorisierend wirkte. Räuchern ist eine sehr frühe Form der Medizin und es gab sogar schon vor 5000 Jahren ein Destilliergerät.

**Ägypten**

Die alten Ägypter waren vor 4000 Jahren schon wahre Meister der Heilkunst mit ätherischen Ölen, Salben, Pasten usw. Sie benutzten die Essenzen zum Erfreuen, für die Schönheit, zum Heilen und zum Einbalsamieren ihrer Toten. In Pharaonengräber fand man Grabbeigaben, die heute noch riechen.

**Antike und Arabien**

Babylonier, Chinesen und Inder kannten ebenfalls den Gebrauch von Essenzen. Die Griechen und Römer übernahmen das Wissen auf ihren Eroberungszügen. Durch den arabischen Arzt Avicenna (980–1037 n. Chr.) erlebten die Essenzen in Arabien einen neuen Aufschwung. Über die Kreuzzüge wurde das Wissen nach Europa gebracht. Durch die arabische Besetzung Spaniens gelangte die Aromaheilkunst zu Ansehen. Sie wurde an spanischen Universitäten gelehrt.

**16. Jahrhundert**

Im 16. Jahrhundert erlebte die Aromatherapie in Deutschland einen großen Aufschwung. Der Arzt H. Brunschwig aus Straßburg schrieb ein Buch über das Destillieren von 25 verschiedenen Ölen. Auch der große Arzt und Alchimist Paracelsus (1493–1541) verbreitete und förderte die Heilung mit ätherischen Ölen.

**19. und 20. Jahrhundert**

Im 19. Jahrhundert wurden die Essenzen durch die chemischen Heilmittel mehr und mehr verdrängt. Anfang des 20. Jahrhunderts erlebten die Öle jedoch in Frankreich und dann in England eine Renaissance. In den zwanziger Jahren kamen sie wieder ins Blickfeld des Interesses. Maurice Gattefossé, ein bekannter französischer Chemiker, erschuf das Wort ‚**Aromatherapie**'. Dr. Jean Valnet behandelte im Ersten Weltkrieg Soldaten mit ätherischen Ölen. Durch ihn verbreitete sich die Aromatherapie durch ganz Frankreich bis nach England. In beiden Ländern ist die Aromatherapie inzwischen fest etabliert.

In Italien beschäftigten sich einige Forscher besonders mit der psychischen Wirkung der Aromatherapie. Prof. Rovesti aus Mailand unternahm mehrere Forschungsreisen „auf den Spuren der ätherischen Öle".

# Gewinnung der ätherischen Öle

Die Essenzen werden mit unterschiedlichen Methoden gewonnen. Für alle Gewinnungsarten gilt ein **schonendes Verfahren** anzuwenden, um ein hochwertiges Öl zu erhalten. Nur ein ganzheitliches, vollwertiges Öl ist für die Aromatherapie geeignet.

**Wasserdampfdestillation**

Sie ist die gebräuchlichste Methode. Der Wasserdampf entreißt dem Pflanzenmaterial das ätherische Öl. Nach der Kondensation trennt sich das Öl vom Wasser.

**Kaltpressung**

Agrumenöle (Zitrusöle) erhält man durch Kaltpressung aus der Schale.

**Lösungsmittelverfahren**

Kostbare und teure Blütenöle (z. B. Jasmin, Tuberose, Narzisse), die nicht zu destillieren sind, werden mit einem Lösungsmittel gelöst (z. B. Hexan).

Das Lösungsmittel muss vollständig abgedampft werden, um ein vollwertiges, rückstandsfreies Öl zu erhalten.

**Enfleurage**

Ein aufwendiges und teures Verfahren zur Blütenölgewinnung, welches heute nur noch in Ausnahmefällen angewendet wird. Dabei werden die noch geschlossenen Blüten nach dem Pflücken auf eine mit Fett beschichtete Glasplatte gelegt. Diesen Vorgang wiederholt man so lange, bis das Fett mit dem ätherischen Öl gesättigt ist. Diese so genannte Pomade wird dann mit Alkohol getrennt. Anschließend wird der Alkohol abdestilliert.

## Qualitätsunterschiede/Kosten/Einkauf

Die Bezeichnungen „ätherisches Öl" und „Aromaessenz" sind nicht geschützt. Unter diesem Begriff wird alles Mögliche verkauft. Es gibt jedoch große Unterschiede.

**Naturbelassene Öle**

Für die Therapie mit den Ölen empfehle ich nur ganzheitliche, naturbelassene Qualitäten, die vom Anbau über die Ernte bis zur Abfüllung schonend behandelt worden sind. Je nach dem Anbaugebiet riechen die ätherischen Öle ganz unterschiedlich. Sizilianische Zitrusfrüchte sind z. B. von sehr feiner Qualität, da der dortige vulkanische Boden die besten Voraussetzungen bietet. Der feinste Lavendel kommt aus der Haute Provence.

Da die Wetter- und Erntebedingungen schwanken, sind auch die Essenzen nicht jedes Jahr gleich. Bei schlechter Ernte sind die Öle nur schwer zu bekommen.

**Sachgemäßer Umgang**

Ein unsachgemäßer Umgang kann wichtige Bestandteile eines Öles vernichten (z. B. ein zu hoher Druck bei der Destillation). Viele Anbieter strecken die ätherischen Öle oder mischen minderwertige Qualitäten dazu. Für den Anfänger oder Laien ist schwierig, die Unterschiede zu bemerken. Im Anhang habe ich Bezugsquellen für Essenzen guter Qualität angegeben, s. S. 108.

**Kosten**

Die Kosten richten sich nach der Art des Öles. Seltene oder schwer zu gewinnende Öle sind naturgemäß teurer (leider ist aber auch der Preis der Öle kein verlässliches Qualitätskriterium!).

**Regeln für den Einkauf**

**Beim Einkauf gibt es einige einfache Regeln, die unbedingt beachtet werden sollten:**

- dunkle Flaschen (Lichtschutz)
- genaue Angabe des Pflanzenteiles, aus dem das Öl stammt (Blüte, Blätter, Wurzel, Holz etc.)
- vollständiger botanischer Name der Pflanze und Herkunftsland
- Anbau (kontrolliert, biologisch oder konventionell), Wildsammlung

# Anwendungsmöglichkeiten

## Duftlampe

Die ätherischen Öle haben gerade in den letzten Jahren durch die Entdeckung der Duftlampe einen Platz in vielen Wohnungen gefunden. Überall werden Öle und Duftlampen angeboten.

**Geburtshilfe**

Für unseren Beruf bietet sich das Arbeiten mit einer Duftlampe geradezu an. Wie schön ist es, nach einem anstrengenden Arbeitstag nach Hause zu kommen und sich ein gutes Düftchen, das gleichzeitig herrlich entspannt, zu gönnen. Gerade für uns Hebammen, die wir ständig geben und allzeit bereit dazu sind, werden die Öle freundliche Helfer. Oder wie anders läuft der meist schwierige erste Abend im Geburtsvorbereitungskurs für Paare, wenn ein entspannender, lösender Duft in der Duftlampe sein angenehmes Aroma verbreitet. Jeder Situation kann man die passende Stimmung verleihen: Bei entspannenden Übungen geben wir eine entspannende Mischung in die Duftlampe, bei Bewegungsübungen eine anregende Mischung.

**Materialien**

Duftlampen werden aus unterschiedlichen Materialien hergestellt, gebräuchlich sind Keramik, Glas und Porzellan. Die richtig guten Stücke sind aus Alabaster. In der Regel werden die Duftlampen mit einem Teelicht betrieben, die elektrische Version über eine Glühbirne.

In die Schale der Duftlampe füllt man kaltes Wasser und die Duftmischung der Wahl. Durch die langsame Erwärmung über das Teelicht wird das Wasser erhitzt, der aufsteigende Wasserdampf trägt die Duftmoleküle der ätherischen Öle in die Raumluft.

**Qualität**

Beim Kauf der Duftlampe ist auf eine gute Qualität zu achten. Das Material sollte glatt sein (keine unbehandelte Keramik oder Ton), damit die Lampe gut gereinigt werden kann. Wegen der besseren Verdunstung sollte die Schale reichlich Wasser aufnehmen können, und der Abstand zwischen Wasserschale sollte groß genug sein, damit das Wasser nicht köchelt.

**Praktische Gesichtspunkte**

Bei der Auswahl spielt der eigene Geschmack eine große Rolle. Duftlampen schaffen eine wunderbare Raumatmosphäre durch ihre Kombination von Form, Farbe, Licht und Duft. Wenn man die Lampe **häufig transportieren** möchte (Geburtsvorbereitungs-, Rückbildungskurse, etc.), ist es sinnvoller eine Lampe mit fester, nicht abnehmbarer Schale zu kaufen (Bezugsquellen siehe Anhang, S. 108).

Für den **Kreißsaal** oder den stationären Bereich gibt es eine Auswahl elektrisch betriebener Lampen oder den Duftstein.

**Tropfenzahl**

Die Tropfenzahl richtet sich nach der Intensität des ätherischen Öles und der Raumgröße. Zu Beginn wird man erfahrungsgemäß wesentlich mehr Öl benutzen, da die Nase noch nicht so geschult ist. Nach etwa eine halben Stunde sind alle Duftmoleküle im Raum verteilt. Aus ästhetischen Gründen darf die Duftlampe natürlich auch länger brennen. Hierbei ist darauf zu achten, dass die Wasserschale immer gefüllt ist. Die Öle können sich in die Schale einbrennen (Rückstände), schlimmstenfalls kann die Duftlampe zerspringen.

**Pflege, Reinigung**

Dickflüssige Öle und Zitrusöle hinterlassen Rückstände. Nach dem Benutzen sollten die Reste entfernt werden. Vor dem ersten Benutzen empfiehlt es sich, die Duftlampe mit einem pflanzlichen Öl (Mandelöl, süß) auszureiben. Diese Pflegemaßnahme sollte einmal pro Woche wiederholt werden. So lässt sich die Lampe nach Gebrauch leichter säubern.

## Massagen

**Indikationen**

Die ätherischen Öle über die Massage anzuwenden, ist eine meiner liebsten Einsatzmöglichkeiten. Als Selbstmassage bei verschiedenen Beschwerden, aber auch als Anwendungen durch die Hebamme oder den Partner ist sie hilfreich.

Auch zur Entspannung in den Geburtsvorbereitungskursen, zur Vor- oder Nachbereitung von anderen Übungen und nicht zuletzt in der Babymassage können wir die ätherischen Öle in der Massage einsetzen.

**Grundsatz**

Die Duftstoffe dürfen nicht pur auf die Haut aufgetragen werden. Für die Massage werden sie immer in einem fetten Öl gelöst.

**Öle**

Es gibt verschiedene fette Öle: süßes Mandelöl, Jojobaöl (Kurzbeschreibung siehe S. 77–79).

Für eine Rückenmassage z. B. nehme ich einen Esslöffel Mandelöl süß, 3 Tropfen Lavendel fein und 2 Tropfen Waldmajoran.

**Wirkung**

Die **Wirkung der Massage** besteht aus mehreren Punkten:
- Zuwendung an die Person
- Entspannung durch die manuelle Massage
- Verstärkte Wirkung und Entspannung durch die Essenzen

(Aromamassagen siehe S. 82 ff).

Die ätherischen Ölen durchdringen die Haut und treten über Bindegewebe und Lymphe in den Blutkreislauf ein. Über Lunge und Nieren werden sie vollständig ausgeschieden. Sie wirken so auf Körper und Seele.

Wir Hebammen können Massagen in der Schwangerschaft, bei der Geburt und im Wochenbett einsetzen. Das richtige Öl in der richtigen Situation kann speziell bei der Geburt (öffnend, lösend) wahre Wunder bewirken.

## Bäder

**Wirkung**

Teilbäder und Vollbäder mit zugesetzten ätherischen Ölen sind sehr angenehm, sehr heilsam und entspannend oder auch anregend. Die Öle wirken über den ganzen Körper. Sie vermischen sich nicht mit Wasser.

Ich löse sie in einem **Emulgator** wie Milch, Sahne, Honig, Salz (Totes-Meer-Salz), Kleie oder für ein Schaumbad in flüssiger Seife.

**Teilbäder**

Teilbäder wie Fuß-, Hand- oder Armbäder sind ebenfalls wohltuend. An einem heißen Sommertag hilft mancher Schwangeren, die unter der Hitze leidet, ein kühles Arm- oder Fußbad mit Blutorange oder Lavendel. Bei der Geburt z. B. kann ein warmes Fußbad sehr wohltuend sein.

## Kompressen

**Wirkung**

Kalte oder warme Kompressen mit unseren Ölen sind je nach der beabsichtigten Wirkung entspannend, anregend oder abschwellend.

Bei starkem Milcheinschuss oder schlechtem Milchfluss sind sie immer meine erste Wahl. Dazu werden sie in Milch gelöst dem Wasser beigegeben. Die Kompressen werden in der Mischung getränkt und auf das betroffene Gebiet gelegt.

# Aromatherapie in der Schwangerschaft

# Ätherische Öle in der Schwangerschaft

**Situation der Frau**

In der Schwangerschaft verändert sich für die Frau das ganze Leben. Gerade in der heutigen Zeit, in der die meisten Frauen berufstätig sind, ein selbstbestimmtes Leben führen, Entscheidungen treffen, oft auf sich allein gestellt sind und alles im „Griff" haben müssen, ist es schwierig, sich mit der Instabilität der Hormonlage in der Schwangerschaft und den daraus resultierenden schwankenden Stimmungen und Gefühlen umzugehen. Sehr häufig kommt es zu **Identifikationsproblemen**. Mit dem „dicken Körper" kommt ein verändertes Körpergefühl, die Belastbarkeit ist nicht mehr so groß und das Leistungsvermögen eingeschränkt.

Hinzu kommt die oft **kopfbetonte Art**, mit der Schwangerschaft umzugehen. Die meisten Frauen planen heute das Kind genau ein, und möchten in der Schwangerschaft genauso weitermachen wie vorher. Viele Probleme wie Übelkeit, vorzeitige Wehen, Rückenschmerzen etc. resultieren aus diesem unangepassten Umgang mit der Schwangerschaft.

In dieser Phase setze ich die ätherischen Öle sehr gerne ein. Wenn man als betreuende Hebamme die Schwangere früh genug kennenlernt, kann man viele Beschwerden schon von vornherein auffangen. Bei ‚ihrer' Hebamme können die Frauen sich aussprechen und ihren Gefühlen freien Lauf lassen. Auch mal, dass es nicht immer angenehm ist schwanger zu sein und dass man sich bei einer starken Übelkeit schon mal fragt, ob es das alles wert ist.

Aus diesen Gesprächen erfährt die aromatherapeutisch arbeitende Hebamme sehr viel. Nach einem solchen Gespräch mische ich den Frauen meist ein Körperöl zum Einreiben oder stelle ihnen eine Mischung für die Duftlampe her. Das ist praktisch die Vorform der Therapie.

Viele Frauen halten mit ihren Beschwerden aber auch sehr hinter dem Berg. Sie wollen nicht als ‚hysterische Schwangere' oder ‚Heulsuse' gelten. Manchmal muss man dann als Hebamme seine Hilfeleistungen gut kaschieren. Diese könnte auch mal in der Mischung eines speziellen Parfüms bestehen. Frau fühlt sich danach wohler und wodurch der Erfolg kommt, ist Nebensache.

**Erstes Gespräch**

Wenn das erste Gespräch mit der Frau stattfindet, gebe ich eine Duftmischung in die Duftlampe, die Rosengeranie enthält. Diese wirkt im psychischen Bereich vor allem bei starken Anspannungen sehr lösend. Sie löst auch die Zunge, Blockaden fallen und die Frauen gehen mehr aus sich heraus. (Wirkt auch sehr gut beim ersten Abend des Geburtsvorbereitungskurs.)

**Wirkung**

Die ätherischen Öle wirken in der Schwangerschaft

1. **physisch:**
   indem sie das Wohlbefinden steigern oder es zurückgeben. Dies kann durch Bäder oder Massagen mit der entsprechenden Ölmischung erfolgen oder durch den Einsatz einer Duftlampe.
2. **psychisch**:
   - **Identifikation:** Sie helfen dabei, sich mit dem sich verändernden Körper anzufreunden, sich wiederzufinden oder neu zu entdecken und im „Hormontaumel" stabil zu bleiben.
   - **Entspannung**: Die Öle helfen zu entspannen. Die meisten grundlegenden Ängste sind:
     die Angst vor einem kranken Kind
     vor der Geburt
     der Zeit danach mit Kind und Partner
     Wie wird die neue Familiensituation?
     Wie schaffe ich alles und wo bleibe ich dabei?

Auch hier können wir die helfenden Öle in Bädern, Massagen oder in der Duftlampe anwenden.

**Allgemeine Anwendungsmöglichkeiten/Verwöhnöle in der Schwangerschaft**

Alle **Zitrusöle** wie Clementine, Bergamotte, Limette, Mandarine grün, helfen sehr gut bei **Stimmungstiefs**
Im Sommer sind Zitrusfrüchte auch bei hitzeempfindlichen Schwangeren, die zu Ödemen neigen, gute Helfer.

(Siehe Kap. Aromatherapie bei Schwangerschaftsbeschwerden, S. 18 ff).

| | |
|---|---|
| **Sandelholz** | wirkt stark ausgleichend, gut bei allgemeiner Unruhe/Schlafproblemen. Basisöl für Mischungen. |
| **Benzoe** | knüpft einen positiven Kontakt zum Körper. Für alle, die gerne naschen und viel Süßes brauchen, weil der Duft an Schokolade erinnert. Eine gute Alternative als Basisöl und Mischung (Dreierprinzip). |
| **Vanille** | hilft gegen Angstgefühle. |
| **Mimose** | ein kuscheliges Öl zur Steigerung des Wohlbefindens. |
| **Koriander** | sehr entspannend, z. B. für eine Rückenmassage in einer Mischung mit Lavendel und Mandarine. Auch gut geeignet für Rückenmassagen im Geburtsvorbereitungskurs. |
| **Mandarine** | wirkt sehr relaxierend, entspannend auf die Muskeln. In einer Mischung aus Lavendel gut bei Wadenkrämpfen und Verspannungen. |
| **Orange** | wirkt zusammenziehend und entstauend gut im Sommer und im Winter. Im psychischen Bereich ⇒ positiv und erheiternd, mischt sich gut mit vielen anderen Essenzen. |
| **Rose** | das klassische Verwöhnöl in der Schwangerschaft. Wirkt sehr harmonisierend, sanft ausgleichend, hat eine sehr tiefe seelische Wirkung, löst Blockaden (mein wichtigster Helfer bei der Geburt!) regulierend auf den Hormonhaushalt. |

| | |
|---|---|
| **Lavendel** | mischt sich gut mit fast allen Ölen (mein wichtigstes Öl in der Schwangerschaft, Geburt und dem Wochenbett). Hilfreich bei Nervosität, Stress, Schlaflosigkeit, Verspannungen, kommt immer in meiner Schwangerschaftsmischung vor, da es die anderen ätherischen Öle gut verbindet und in ihrer Wirkung unterstützt. |

## Fallbeispiele

**Beispiel 1**

Eine Frau **kommt mit ihrem Körper nicht zurecht.** Sie fühlt sich sehr dick und unattraktiv, isst aber auch sehr gerne, vor allem Süßes. Dadurch hat sie Angst, die Figur zu verlieren.

In diesem Fall könnte folgende Mischung für die **Duftlampe** hilfreich sein:
2 Tr. Benzoe
3 Tr. Limette

**Beispiel 2**

Bei **Schlaflosigkeit, nervösen Leiden** und **Nichtabschaltenkönnen: für die Duftlampe** ⇒ Einzelmischung:
2 Tr. Sandelholz
3 Tr. Lavendel fein
1 Tr. Rose
4 Tr. Bergamotte

**zur Massage**:
auf 50 ml süßes Mandelöl
2 Tr. Sandelholz
4 Tr. Lavendel fein
1 Tr. Rose
5 Tr. Bergamotte
Die Mischung gut ziehen lassen
Für eine Einzelmassage max. 1 Esslöffel verwendet.

**Beispiel 3**

Bei **wiederkehrenden Ängsten** oder sehr **ängstlichen Frauen:**
Für die Duftlampe mischen:
2 Tr. Vanille
4 Tr. Lavendel
3 Tr. Orange

**Beispiel 4**

Einfach zur **Entspannung nach einem anstrengenden Tag** (tut auch der Hebamme gut!)
für die **Duftlampe**:
3 Tr. Lavendel fein
1 Tr. Rose
1 Tr. Ylang Ylang
3 Tr. Bergamotte

**zur Massage**:
auf 50 ml süßes Mandelöl
3 Tr. Koriander
5 Tr. Lavendel fein Einzelmassage 1 EL
1 Tr. Rose
2 Tr. Ylang Ylang
6 Tr. Bergamotte

**Beispiel 5**

**Um sich selbst etwas Gutes zu tun:**
Häufig muss man die Frauen dazu animieren, dass sie sich in dieser Zeit der Erwartungen und Änderung ganz bewusst Ruhe und Entspannung verschaffen.
Eine gute Mischung für die **Duftlampe** zum Wohlfühlen wäre:
2 Tr. Sandelholz
1 Tr. Rose
1 Tr. Ylang Ylang
2 Tr. Lavendel fein
2 Tr. Rosengeranie

**Als Körperöl zum Einreiben**:
auf 50 ml Jojobaöl:
2 Tr. Sandelholz
1 Tr. Rose
2 Tr. Ylang Ylang
5 Tr. Lavendel fein

**Partnermassage**

Wichtig beim Verwöhnöl ist, **den Partner mit einzubeziehen** bzw. anzubieten, der Frau eine Verwöhnmassage zu machen.

Dazu bieten sich neben Einzelterminen mit dem Paar auch die Geburtsvorbereitungskurse an. Nach meiner Erfahrung nehmen die Paare die Massage sehr gern an und massieren sich zu Hause gegenseitig. Das tut der Beziehung in der Schwangerschaft doppelt gut und gibt ihr eine neue Dimension. Viele Männer, die am Anfang skeptisch in die Kurse kommen, fragen spätestens in der dritten Stunde: Massieren wir heute wieder?

# Aromatherapie bei Schwangerschafts-beschwerden (A–Z)

## Allgemeine Unruhe, Schlafmangel, Schlaflosigkeit

Hier finden verschiedene Mischungen ihre Anwendung.

**Duftlampe**

- Lavendel fein/Rose/Melisse
- Bergamotte/Ylang Ylang/Sandelholz
- Limette/Neroli/Rosenholz
- Bergamotte/Tonka

**Bäder**

Für Bäder kann man grundsätzlich die gleichen Düfte wie in der Duftlampe auf totem Meersalz verwenden (wirkt dann sehr entschlackend und bakterienabweisend)

Wenn die Frau sich nicht so viele Öle kaufen kann oder will, sind einfache Lavendelbäder eine preiswerte Alternative.

**Tee**

Ein Lavendel-, Schlüsselblumenblütentee mit Safran (Goldtee) oder Melissentee nach dem Bad rundet die Entspannung ab und der Schlaf wird noch erholsamer.

## Emesis und Hyperemesis

Gerade bei der **Schwangerschaftsübelkeit** geht es den Frauen besonders schlecht. Sie sind noch am Anfang ihrer Schwangerschaft, die Umwelt weiß vielleicht noch nicht Bescheid. Hier fällt es doppelt schwer, mit dem ständigen Unwohlsein klarzukommen, weil man sich ja eigentlich nur freuen möchte. Die Übelkeit beeinträchtigt den Tagesablauf ständig. Ich selbst hatte 4 Monate darunter zu leiden, war extrem geruchsempfindlich und hoffte bei jedem Hausbesuch, dass ich ihn überstehe würde. Hinzu kommt die erhebliche Kreislaufbelastung.

**Nanaminze**

Unter unseren duftenden Helfern gibt es ein hilfreiches Öl, die Nanaminze. Dieser sehr milde, frische Minzduft bewährt sich bei Übelkeit, Kopfschmerzen und auch bei Erkältungen.

- Anwendung in der **Duftlampe**: 2 Tropfen Nanaminze
- Als **Kopf- und Nackenmassage**:
  50 ml Jojobaöl oder Traubenkernöl mit 3 Tr. Nanaminze vermischen. 1 El dieser Mischung zum Massieren nehmen.
- In ganz extremen Fällen kann man 1 Tropfen Nanaminze auf ein Taschentuch träufeln.
- Zusätzlich gebe ich den Frauen **Nanaminzentee** zum Trinken. Dieser beruhigt die Magenwände, entspannt Magen- und Darmtrakt.

> Die spezielle Kopf-/Nackenmassage ist immer Bestandteil meiner Geburtsvorbereitungskurse, da sie auch vorzüglich gegen beginnende Kopfschmerzen, bei Verspannungen und bei beginnender Erkältung wirkt. Ich zeige diese Massage auch dem Partner, wenn es nötig ist in Einzelsitzungen.

**Römische Kamille**

Manchen Schwangeren hilft auch das Öl der römischen Kamille. Diese Schwangeren fallen durch Missmut, Verdrießlichkeit und Reizbarkeit/ Gefühlsschwankungen auf.

- Ihnen mische ich ein Öl aus 50 ml Mandelöl mit 2 Tr. röm. Kamille und 2 Tr. Lavendel fein.
  Damit können sie den **Magenbereich einölen**.
- Auch die Mischung von 1 Tr. Kamille röm. und 2 Tr. Lavendel fein in der **Duftlampe** tut ihnen sehr gut.
- Außerdem **Bäder** mit Kamille und Lavendel fein. Römische Kamille wirkt auch psychisch sehr entkrampfend.

## Erkältungen, Infekte

**Duftlampe**

Hier kann man sehr gut mit der Duftlampe arbeiten. Sanfte, aber heilsame Mischungen sind:

- **bei fieberhaften Infekten**: Cajeput/Lavendel fein je 2 Tr.
- **bei sehr hustenbetonten Erkältungen**: Manuka/Lavendel fein/Ysop je 2 Tr.
- **bei schnupfenbetonten Erkältungen**: Lavendel fein/Thymian/Linalol je 2 Tr.
- **zum Inhalieren bei starkem Husten**: 2 Tr. Ysop und 2 Tr. Lavendel fein
- **bei starkem Schnupfen**: 2 Tr. Cajeput und 2 Tr. Lavendel fein
- **Vorbeugend in Erkältungszeiten** wirken alle Zitrusöle. Sie vermindern die Keimbelastung in der Luft und erhalten ein gutes Raumklima.
  Zur Abwehrstärkung kann man 1–2 Tropfen Angelikawurzel in die Mischung geben.

## Gespannte, gedehnte Haut

**Auf die Haut auftragen**

Auf 50 ml Haselnussöl nehme ich
4 Tr. Rosengeranie
4 Tr. Lavendel fein
Diese Mischung kann man auf Bauch, Busen und eventuell die Oberschenkel auftragen. Sie hilft der Haut, die starke Dehnung während der Schwangerschaft besser zu verkraften.

## Hämorrhoiden

Hier können wir mit den ätherischen Ölen wieder sehr gut helfen.

**Sitzbäder**

Bewährt haben sich Sitzbäder mit 3 Tropfen Zypresse und 3 Tropfen Lavendel fein. Bei akuten Hämorrhoiden mindestens 2x täglich.

Ich empfehle den Frauen, sich ein Plastikbidet im Sanitätshaus zu kaufen. Dieses kann man in die Toilette einhängen. So können die

Schwangeren relativ bequem sitzen. Diese Anschaffung lohnt sich, da die Hämorrhoiden nach der Geburt durch die Austreibungsphase meist noch schlimmer werden, so dass die Therapie nach der Geburt weitergeführt werden muss.

Die Sitzbäder bringen schnelle Linderung.

**Salbe**

Zusätzlich empfehle ich den Frauen noch eine Salbe aus Ringelblumencreme mit Zypresse, Lavendel fein, Schafgarbe und Manuka. Sie sollte mehrmals täglich aufgetragen werden.

Bei **Vulvavarizen** ist die Therapie gleich.

## Hautausschlag

Einige Schwangere entwickeln einen Ausschlag am Körper (manchmal stark juckend).

- Ich bitte sie immer, diese Hautveränderungen zuerst ihrem Arzt zu zeigen.

**Auf die Haut auftragen**

- Ist die Genese der Hautveränderungen unbekannt, empfehle ich ihnen ein Öl aus Jojoba mit Manuka und Lavendel fein. Dies lindert die Symptome meist sofort.

## Hypertonie

Unterstützend zur Kontrolle und Therapie durch den behandelnden Arzt kann man vielen Frauen, die unter Blutdruckproblemen oder schwangerschaftsinduzierter Hypertonie leiden, mit entspannenden Ölen helfen.
Sehr gute Erfahrungen habe ich mit dem Öl des Ylang Ylang gemacht.

**Einreibung**

**Anwendung**:
Öl zur Einreibung aus 50 ml Mandelöl süß und 50 ml Jojobaöl und
6 Tropfen Ylang Ylang komplett
3 Tr. Sandelholz
8 Tr. Bergamotte

Diese Mischung sollen die Frauen wie eine Körperlotion benutzen. Wer kein Öl zum Einreiben mag, dem empfehle ich die gleiche Tropfenzahl auf 100 ml neutrale Körperlotion (Reformhaus).

**Duftlampe**

Zusätzlich gibt es eine Mischung für die **Duftlampe** aus Sandelholz/Ylang Ylang/Bergamotte. Bergamotte in der Mischung nimmt dem Ylang Ylang etwas seine Intensität und die Mischung ist etwas frischer.

Wichtig: Rosmarin ist bei Hypertonie kontraindiziert!!!!

## Hypotonie

Bei sehr hypotonen, müden Schwangeren empfehle ich **Rosmarin** und/oder **Zitrone**. Dies beflügelt sofort und die Frauen können den Tag besser angehen. Am günstigsten haben sich dabei die morgendliche Dusche oder Waschungen erwiesen.
**Anwendung:**

**Dusche/ Waschungen**

Auf 100 ml neutrales Duschgel (Reformhaus)
6 Tr. Rosmarin
3 Tr. Zitrone
2 Tr. Lavendel fein
Mit dieser Mischung kann man auch Waschungen vornehmen.

**Fußbad**

Auch ein kühlendes Fußbad mit
3 Tr. Rosmarin
2 Tr. Zitrone
2 Tr. Lavendel fein
in Milch gelöst, wirkt sofort

**Riechfläschchen**

Bei sehr hypotonen Schwangeren empfehle ich ein Riechfläschchen.
Auf 10 ml Jojobaöl gebe ich
4 Tr. Rosmarin
Daran bei Bedarf kräftig riechen

## Infektionen in der Scheide

Da wir heute wissen, dass vorzeitige Wehen und vorzeitiger Blasensprung häufig durch Erreger in der Scheide provoziert werden, rate ich den Frauen mit unklaren Beschwerden immer, ihren betreuenden Gynäkologen zur Abklärung aufzusuchen.

Frauen, die häufig unter Scheideninfektionen leiden, können **vorbeugend** das Scheidenklima verbessern.

**Sitzbad**

**Anwendung:** 1x am Tag ein Sitzbad (vorzugsweise abends) mit 2 Tr. Lavendel fein in Milch gelöst. Der Lavendel fein sorgt für ein gutes Scheidenklima, wehrt Erreger ab und stabilisiert das Milieu.

## Ischialgien

**Massage**

Zur Massage der betroffenen Seite mit einem kräftig durchblutendem Öl nehme ich Arnikaöl, dem etwas Mohnblütenöl und Lavendel fein zugesetzt werden.
**Anwendung:** Basismischung 40 ml Arnikaöl und 10 ml Mohnblütenöl und 5 Tr. Lavendel fein.

- Die betroffene Seite wird vom Gesäß bis ins Bein kräftig ausgestrichen.
- Anschließend kommt ein warmes Kirschkernsäckchen auf den schmerzenden Bereich.

## Ödeme

**Massage**

Bei Ödemen arbeite ich mit **entstauenden Massagen** und benutze dazu ein entstauendes Öl:
50 ml Jojobaöl gemischt mit:
3 Tr. Lavendel fein
5 Tr. Grapefruit
5 Tr. Blutorange

Hilfreich sind Hand- und Fußmassagen.

**Teilbäder**

Ich beginne mit **kalten Wasseranwendungen** wie Hand-, Arm- oder Fußbäder mit Orange oder Mandarine grün.

Anschließend erfolgen Einreibungen oder eine Massage mit Jojobaöl, dem Orange oder Mandarine grün zugesetzt ist.

Auch das Grapefruit-Öl oder Blutorange hat eine entspannende, entschlackende Wirkung.

Wichtig im Sinne einer ganzheitlichen Therapie ist es, die **Ernährung** mit einzubeziehen und die Frauen zu beraten. (Cave: bei V.a. Gestose ⇒ Arzt.)

## Pilzinfektionen

Sie sind ein lästiges Übel in der Schwangerschaft und viele Frauen leiden wiederholt darunter.

**Einreibung**

Bewährt hat sich folgende **Mischung**:
Auf 30 ml Johanniskrautöl
5 Tr. Manuka
2 Tr. Teebaumöl
5 Tr. Lavendel fein

Damit den Scheiden-/Schamlippenbereich mehrmals täglich einreiben (auch innen).

**Sitzbäder**

Unterstützend wirken Sitzbäder mit der gleichen Mischung 1 Tl der Mischung für ein Sitzbad, das ungefähr 10 Min. dauern sollte. Die Mischung hilft der Haut, sich schnell zu regenerieren.

## Rückenbeschwerden

Auch ohne Vorschädigung haben viele Schwangere Rückenprobleme. Oft sind diese durch Fehlhaltungen oder falsche Bewegungen bedingt. Auch psychische Gründe spielen eine große Rolle. Viele Frauen sind dem wachsenden Druck durch die Arbeit in der Schwangerschaft nicht mehr gewachsen. Dies manifestiert sich häufig durch Verspannungen und Verkrampfungen im Rückenbereich. Das Gleiche geschieht durch unzureichenden oder schlechten Schlaf. Den betroffenen Frauen kann man wunderbar durch gezielte Aromamassagen (siehe S. 86) des Rückens zu mehr Wohlbefinden verhelfen.

Die ätherischen und fetten Öle, die ich verwende, sind **abhängig vom Ort des Unwohlseins oder des Schmerzes**.

**Kompressen**

Um den Rücken auf die Massage vorzubereiten, arbeite ich hier mit **warmen bis sehr warmen Kompressen**.

**Anwendung**:

1 Tropfen Zimtblätteröl (keine Zimtrinde ⇒ Allergiegefahr!) und 1 Tl Akazienhonig lösen und in 2 l warmes bis sehr warmes Wasser geben. Darin ein Gästehandtuch ausdrücken und dies dann auf die betroffene Stelle legen. Mit noch einem Handtuch oder einer Decke abdecken.

Dieser Vorgang wird wiederholt, wenn die Kompresse abzukühlen beginnt.

Durch die Kompresse wird das Gewebe gut durchwärmt und damit gut durchblutet und damit aufnahmebereiter für die Massage.

**Massage**

Massageöl:
In 40 ml süßes Mandelöl und 10 ml Sesamöl gebe ich
3 Tr. Lavendel extra oder 5 Tr. Lavendel fein
3 Tr. Waldmajoran
1 Tr. Galgant

Dies ermöglicht eine Verhärtungen und Blockaden lösende Massage, die gleichzeitig auch das Immunsystem stabilisiert. Wohltuend sind die eutonischen Handgriffe vor der Massage, ganz wichtig die lösenden, streichenden Bewegungen. Nach der Massage sollte die Frau mindestens 15–20 Min. ruhen.

Diese Massage kann auch der Partner ausführen. Ich empfehle den Frauen, mindestens 1x am Tag den Rücken mit der Mischung einzureiben. Auch können sie sich ein warmes Kirschkernsäckchen auf die schmerzende Stelle legen.

Bei den Massagen werden Verhärtungen, Blockaden gelöst, wobei die Massage selbst und in Verbindung mit den ätherischen Ölen wirkt. Außerdem tut den Frauen die Zuwendung und das „Sich Zeit nehmen" besonders gut.

**Tee**

Nach der Massage empfehle ich den Frauen eine Tasse Goldtee oder Lavendelblütentee.

## Sodbrennen

**Zitronenöl**

Dieses lästige Übel kann mit einem einfachen Trick (den ich durch Zufall entdeckte) sehr gut in Schach gehalten werden:

In ein kaltes Glas Wasser 1–2 Tropfen frische Zitrone oder ätherisches Zitronenöl (Firma Primavera, La Florina) geben. Dies mehrmals am Tag trinken.

Zitrone wirkt im Körper basisch ⇒ neutralisiert die Säure ⇒ bessert das Sodbrennen deutlich.

## Stimmungsschwankungen/starke Ängste und depressive Zustände

**Duftlampe oder Duschgel**

- Hier helfen **Zitrusöle** sehr gut. Bei sehr müden, antriebslosen Schwangeren dient Zitrone als „Poweröl" für morgens. Sie fühlen sich gleich viel frischer und können den Tag besser angehen.

  Entweder werden die Zitrusöle in die Duftlampe oder als Duschgel eingesetzt. Hierfür empfehle ich 100 ml neutrales Duschgel mit 4 Tropfen Zitronenöl.
- **Bergamotte** hilft gegen Depressionen, Hormon- und Stimmungsschwankungen.
- **Mandarine** empfiehlt sich bei sehr angespannten Frauen, eventuell auch mit Lavendel fein kombiniert. (Auch als Duschgel oder Körperöl wirkt dieses Öl relaxierend.)
- **Limette** ist ein wunderbares „Gute Laune Öl".
- Bei starken **Ängsten** oder **Schwangerschaftsdepressionen** versuche ich über ein **Gespräch** eine Klärung der Situation herbeizuführen. Hilfreich sind dabei in der Duftlampe Bergamotte, Rosengeranie und Lavendel fein.
- Für die **Duftlampe zu Hause** empfehle ich den Frauen Bergamotte, Neroli, Sandelholz und Lavendel fein. Diese Öle können in Honig, Totes-Meer-Salz oder Milch auch für entspannende Bäder genutzt werden.

**Massage**

- Eine **Hand- oder Gesichtsmassage** mit entspannenden Mischungen aus Bergamotte, Neroli, Lavendel fein, Sandelholz und Jojobaöl sorgt für ein langsames Loslassenkönnen.
- Bei allen psychischen Problemen tut eine entspannende **Rückenmassage** sehr wohl. Ich arbeite viel mit Massagen, da die Frauen dadurch eine besondere Art der Zuwendung erhalten. Außerdem tun die ätherischen Öle auch der oder dem Massierenden gut. Über die Rückenmassage kann man sehr gut die Verhärtungen und Verspannungen sowohl im körperlichen als auch im seelischen Bereich lösen. Auch diese Massage ist Bestandteil der Geburtsvorbereitungskurse.

  Ich verwende als **Grundmischung** 40 ml süßes Mandelöl und 10 ml Sesamöl, dazu mische ich 5 Tropfen Lavendel fein und 5 Tropfen Waldmajoran.

**Tee**

Ich empfehle den Frauen dazu immer einen Tee (z. B. Lavendelblütentee oder Schlüsselblumenblütentee). Beide Tees sind sehr entspannend und sorgen für einen guten Schlaf. In dem Schlüsselblumenblütentee kann man noch 1–2 Fäden Safran ziehen lassen. Er bekommt dann eine goldene Farbe und wirkt sehr stark entspannend. (Hilft mir selbst sehr gut bei anstehenden Geburten ⇒ ich könnte vielleicht gerufen werden, vielleicht aber auch nicht.)

## Varizen

**Einreibung**

Zusätzlich zu den üblichen Maßnahmen wie Stützstrümpfe, Beine hoch legen etc. bewährt sich folgende straffende **Mischung**:

50 ml Jojobaöl gemischt mit 5 Tropfen Zypresse, 4 Tropfen Zitrone und 4 Tropfen Lavendel fein.

Damit werden die Beine von unten nach oben eingerieben.

**Kompressen**

Auf besonders ausgeprägte Stellen lege ich kalte Kompressen auf. Hierfür gibt man 2 Tropfen Zypresse und 2 Tropfen Lavendel fein in Milch gelöst in 2 Liter kaltes Wasser. Einige Eiswürfel kommen dazu.

Mit dieser Flüssigkeit wird die Kompresse nun getränkt, ausgewrungen und dann aufgelegt. Dies hilft sehr schnell bei Schmerzen und schweren Beinen.

## Verspannungen im Kopf- und Nackenbereich

Diese Verspannungen im Nackenbereich gehen oft mit mehr oder weniger starken Kopfschmerzen bis zur Migräne einher.

**Massage**

Hier empfiehlt sich eine **kühlende, lösende Massage**, die den Kopf wieder freimacht.

**Anwendung**:

Grundmischung 50 ml Jojobaöl oder Traubenkernöl<br>
2 Tr. Nanaminze<br>
2 Tr. Lavendel fein

Davon verwendet man für die Massage 1 Tl.

Der Kopf- und Nackenbereich wird mit sanften Bewegungen massiert, um Verspannungen zu lösen und zur besseren Durchblutung (ca. 15 Min.).

Ich halte die Frauen an, sich mindestens 2x am Tag die Ölmischung auf die betroffenen Bereiche einzureiben. Gut ist es auch, den Partner zur Massage anzuleiten. So hat die Frau das Gefühl, dass ihr Partner die Schwangerschaft mitträgt.

**Kompresse**

Anschließend gibt es eine kühle Kompresse auf die Stirn und Schläfe.

**Tee**

Nach der Nachruhe (15–20 Min.) tut eine Tasse Nanaminzentee, eventuell mit Honig gesüßt, sehr gut.

## Vorzeitige Wehen

Bei vorzeitigen Wehen versuche ich mit den Schwangeren herauszufinden, welche Ursachen zugrunde liegen könnten. Oft ist der Stress schuld. Meistens haben die Frauen aber Probleme damit, wenn sie plötzlich ‚liegen' sollen, nicht mehr arbeiten dürfen. Sie haben ein großes Versagensgefühl, nicht mehr belastbar zu sein.

**Massage**

Ich massiere ihnen den Bauch mit dem Baby nach dem Gespräch mit sanften Streichbewegungen mit einem tokolytisch wirkenden Öl. Dies stelle ich meist individuell je nach Ursache zusammen.

Sehr gute Erfahrungen habe ich mit folgenden **Mischungen** gemacht:
50 ml süßes Mandelöl oder Haselnußöl
3 Tr. Sandelholz
3 Tr. Majoran
1 Tr. Neroli
3 Tr. Lavendel fein
5 Tr. Bergamotte

Ich rate den Frauen, diese Mischung mindestens 3x täglich aufzutragen, bei Bedarf, z. B. mehr Kontraktionen, öfter.

Ich schlage ihnen vor, ein Ritual aus der Aromatherapie zu machen: Wenn der Partner nach Hause kommt, streicht er sanft das Öl in den Bauch und profitiert auch selbst von dem schönen Duft.

Das Öl hilft auch sehr gut bei gespannter Bauchhaut.

**Tee**

Unterstützend bei vorzeitigen Wehen helfen entspannende Tees wie Lavendel, Melisse, Goldtee.

**Duftlampe**

Auch die bekannte entspannende Mischung in der Duftlampe wirkt gut (Lavendel fein, Rose, Mandarine, Bergamotte etc.).

**Bad**

Als entspannendes Bad kann man den Lavendel fein mit Rose kombinieren.

**Kompressen**

Ebenso haben sich **lauwarme Bauchkompressen** mit je einem Tropfen Neroli und Lavendel fein bei ständiger Wehentätigkeit bewährt. Diese Mischung beruhigt und entspannt fast sofort. Gerade Frauen mit vorzeitigen Wehen (ich gehörte auch dazu!) haben häufig das Gefühl, auf einen ‚Inkubator' für ihr Kind reduziert zu sein. Sie können nicht mehr am aktiven Leben teilnehmen und fühlen sich auch aus der betriebsamen Welt des Partners ausgeschlossen. Hinzu kommt das oben erwähnte ‚Versagensgefühl', das Kind nicht richtig austragen zu können, nicht mehr belastbar zu sein.

Zu der psychischen Betreuung der Frauen, die in der Schwangerschaft stationär liegen müssen, gehört auch die Aromalampe bzw. die Aromamassage.

# Wadenkrämpfe

**Einreibung**

Sehr gut bewährt hat sich eine Mischung aus Mandelöl süß, Mandarine und Lavendel fein.

**Anwendung**:
auf 50 ml Mandelöl
6 Tr. Mandarine rot
3 Tr. Lavendel extra

Die betroffenen Stellen werden damit eingerieben. Mandarine hat eine stark muskelrelaxierende Wirkung, nimmt den Folgeschmerz nach einem Wadenkrampf und beugt gleichzeitig einem neuen vor.

# Aromatherapie während der Geburt

# Grundsätzliche Überlegungen

Mit unseren ätherischen Ölen können wir die Stimmung im Gebärzimmer sehr gut beeinflussen, entspannen oder sogar eine ungünstige Stimmung umlenken.

Die **freiberuflichen Kolleginnen** oder Beleghebammen kennen in der Regel ihre Frauen. Sie haben es natürlich viel einfacher, die momentane Stimmung zu erkennen.

**Klinikaufnahme**

Im Regelfall kommen die Paare aber in die Klinik, werden dort von einer ihnen unbekannten Hebamme in Empfang genommen und betreut. Das ist für beide Seiten schwierig, da man sich ja nicht kennt. Hier kommen unsere Düfte hilfreich zum Einsatz.

Mein erster Schritt besteht immer darin, die Stimmung auszuloten. Es ist einfach schön, schon im **Eingangsbereich** (erster Eindruck) von einem zarten, frischen Duft empfangen zu werden. Dazu bieten sich fröhliche, entspannende Öle wie Mandarine, Bergamotte und Clementine an.

Wichtig ist, dass nur ein zarter Dufthauch zu spüren ist, der die Atmosphäre positiv beeinflusst.

Bei den Düften ist zu bedenken, dass alle Seiten, nicht nur die Gebärende, mit dem Duft in Berührung kommen. Viele Leute sind nicht an ätherische Öle gewöhnt oder lehnen sie vielleicht ab ⇒ deswegen ist weniger oft mehr.

# Anwendungsformen

## Duftlampe im Gebärzimmer

Dazu benutzt man eine Aromalampe mit Teelicht oder eine elektrisch betriebene. Wir unterscheiden zwischen allgemeinen Düften oder speziellen Düften, mit denen wir eine bestimmte Situation verändern wollen. Viele Frauen erinnern sich gern an den Duft bei ihrer Geburt.

**Klassische geburtsbegleitende Öle**

Die **klassischen geburtsbegleitenden Öle** sind:
- Jasmin
- Eisenkraut
- Muskatellersalbei
- Ylang Ylang
- Lavendel fein
- Neroli
- und als wichtigstes ⇒ Rose

Diese Öle wirken sehr lösend, klärend und öffnend.
- Das **Jasminöl** ist ein wunderbares Heilöl für Frauen. Es hilft bei starken Ängsten (z. B. das Kind nicht rauslassen zu können), ist sehr entspannend ohne einzuschläfern und wirkt Wunder bei verkrampften Muskeln. Jasmin hilft der Frau bei der Geburt, indem es das **Selbstvertrauen** stärkt. Im Gebärzimmer, in dem vorher vielleicht noch Mutlosigkeit und eine „Ich kann nicht mehr"-Stimmung war, merkt man plötzlich, wie die Frau sich wieder auf die Geburt einlassen kann und effektiv mitarbeitet.
- Der **Muskatellersalbei** ist entspannend, entkrampfend und euphorisierend. Er baut die Schwangere sehr bei der Wehenarbeit auf und stärkt sie. Er hilft sehr gut in Verbindung mit Jasmin und Rose.
- Das **Rosenöl** ist mein wichtigstes Öl für die Geburt. Es wirkt stark ausgleichend und öffnend und tut allen Beteiligten rund um die Geburt gut. Es löst Blockaden. Alle Helfer können sich auf das Geburtsgeschehen einlassen und zulassen. Rosenöl ist ein spezielles Frauenöl, es wirkt hormonregulierend und ausgleichend.
- **Lavendelöl** gehört ebenfalls zu meinen bevorzugten Geburtsölen. Es wirkt entspannend, ausgleichend, gibt Kraft und Ruhe zur Bewältigung der Geburtsarbeit. Es bewährt sich besonders bei einer angespannten Grundstimmung. Es bringt Klarheit.

**Duftmischungen**

Bei einer normal ablaufenden Geburt kann man mit Einzelölen arbeiten, z. B. mit Rose oder Jasmin.

- Schön und wirkungsvoll fürs Gebärzimmer sind aber auch Duftmischungen, z. B.: Rose, Lavendel fein, Jasmin und Muskatellersalbei.
- Bei sehr angespannten, hysterischen Frauen bewährt sich sehr die römische Kamille in Verbindung mit Lavendel fein.
- Bei müden, antriebslosen Frauen oder sehr erschöpften Frauen ist der Einsatz von Rosmarin empfehlenswert.
- Bei sehr aufgedrehten, angespannten Gebärenden hilft Rose und Lavendel fein.

## Massagen während der Geburt

Massagen sind die wirksamste Art der Zuwendung. Die Gebärende bekommt das Gefühl vermittelt, dass ihr aktiv vom Partner oder von der Hebamme geholfen wird. Auch hier können wir mit den ätherischen Ölen viel lösen, beruhigen oder anregen – je nachdem, was gebraucht wird.

**Geburtsölmischung**

Als Geburtsölmischung allgemein zur Massage gebe ich eine Mischung aus Rose/Jasmin/Muskatellersalbei/Ylang Ylang und Lavendel fein mit Jojobaöl als Basis.

Jojobaöl ist sehr angenehm, da es nicht an den Händen klebt (für den Partner sehr wichtig!). Diese Ölmischung wirkt stärkend, lösend und entspannend. Sie tut auch den betreuenden Personen sehr gut und sorgt für eine gute Atmosphäre im Gebärzimmer.

Allerdings sollte man nicht zu viel des Guten tun. Eine Duftlampe und eine Massage sind zu viel.

Mit der Duftlampe könnte man jedoch sehr gut beginnen (vor allem, wenn man das Paar noch nicht kennt). Für den weiteren Geburtsablauf, wenn die Wehen heftiger werden, bietet sich dann die Massage eher an.

**Indikationen**

- **Wehenanregung**:
  Zur Wehenförderung oder -anregung bei einem schleppenden Geburtsverlauf oder bei vorzeitigem Blasensprung benutze ich eine Mischung aus Eisenkraut/Nelke/Zimt/Ingwer und Jojobaöl. Dieses Öl massiere ich gut in die Bauchhaut über dem Fundus uteri.
- **Krampfartige Wehen, kurze Wehen**:
  Hier kommt römische Kamille mit Lavendel fein und Jojobaöl zum Einsatz, das mit zarten Bewegungen auf den Bauch gestrichen und leicht einmassiert wird. (Bei sehr empfindlichen Frauen verwende ich lieber Kompressen.)

## Kompressen

**Indikationen**

Manche Frauen mögen es nicht, während der Geburt angefasst oder massiert zu werden. Ihnen kann man mit lindernden Kompressen Gutes tun.

Kompressen helfen auch dann gut, wenn die Wehen an bestimmten Stellen (z. B. Kreuzbein Symphyse) als besonders unangenehm empfunden werden. Man kann die Kompressen sehr gezielt auflegen.

- **Bei krampfartigen, kurzen Wehen** lege ich Kompressen mit römischer Kamille und Lavendel fein auf den Bauch oder das Kreuzbein (meist tritt eine sofortige Linderung ein).
- **Viele unkoordinierte Wehen** regulieren sich durch Kompressen mit Lavendel fein auf Rücken/Bauchbereich.
- **Zu wenige und/oder zu schwache Wehen** können durch Kompressen mit Eisenkraut/Zimt/Nelke auf den Fundus verstärkt werden.

Wenn die Gebärende und die Betreuer alle sehr müde und erschöpft sind, lege ich eine Kompresse mit Jasmin/Rose auf. Sie hilft allen Beteiligten.

Eine warme oder heiße Kompresse wirkt über die feuchte Wärme besser als eine Wärmflasche!

## Bäder

**Indikationen**

Bäder werden von den meisten Gebärenden als sehr wohltuend, angst- und spannungslösend empfunden. Diese Wirkung kann man mit den ätherischen Ölen verstärken.

- Herrliche **Entspannungsbäder** lassen sich mit Lavendel fein bereiten.
- Auch die allgemeine Mischung für die Geburt aus Rose/Jasmin/ Lavendel fein und Muskatellersalbei ist aufbauend, stärkend und lösend.

Je nach dem vorherrschenden Problem machen wir das Bad zurecht. Dabei können dieselben Duftstoffe wie bei den Kompressen verwendet werden.

## Fußbäder

Fußbäder bewähren sich bei allen Frauen, die nicht gern baden mögen (obwohl man als betreuende Hebamme das Gefühl hat, dass genau dies das Richtige wäre). Auch hier können wir die Öle indikationsabhängig mischen.

Sehr bewährt haben sich in meiner Arbeit entspannende, aber auch anregende Fußbäder. Sie sind vor allem auch sehr schnell zubereitet, wenn man schnelle Hilfe braucht.

**Indikationen**

- Bei einer sehr **müden antriebslosen Frau** gebe ich in ein nur mäßig warmes Fußbad 3 Tr. Rosmarin. (Cave – nicht bei hohem Blutdruck!!) Das hilft ihr sehr schnell wieder fit zu werden.
- Einer sehr **mutlosen Frau** (z. B. mit vorzeitigem Blasensprung, die sehr darauf wartet, dass die Wehen endlich anfangen und die vor allem nachts nicht zur Ruhe kommt) bereite ich ein schönes warmes Lavendelfußbad.

Die Frau entspannt sich und häufig beginnen die Wehen dann durch das warme Wasser.

- Auch wenn z. B. in der Austreibungsperiode die **Wehen stark nachlassen**, kann man schnell ein Fußbad mit einer Mischung aus Eisenkraut und Lavendel fein organisieren.

# Aromatherapie während der einzelnen Phasen der Geburt

## Geburtsbeginn

**Duftlampe**

Im Allgemeinen empfehlen sich **frische, aber entspannende Öle** in der Duftlampe. Die Frau bewegt sich viel, ist noch fit und motiviert. Empfehlenswert sind Bergamotte, Clementine, Mandarine und Limette.

## Eröffnungsphase

**Bäder**

Hier kommen entspannende und/oder wehenanregende Bäder zum Einsatz. Dazu werden entweder die allgemeinen, geburtsbegleitenden Öle verwendet oder ein indikationsabhängiger Duft.

**Massagen**

In der **späteren Eröffnungsphase** bis hin zur Übergangsphase arbeite ich viel mit Massagen zur Erleichterung des Wehenschmerzes und zur Unterstützung des Geburtsverlaufes.

## Austreibungsphase

In der Austreibungsphase ist es ganz wichtig, die Gebärende aufzubauen und ihr zu versichern, dass sie den Rest jetzt auch noch schafft.

**Kompressen**

Hierbei helfen **kühlende Kompressen mit Rosenwasser** zwischen den anstrengenden Austreibungswehen. Diese lege ich auf die Stirn oder wasche der Frau damit zwischendurch Gesicht, Nacken und Hände ab. So bekommt sie wieder Kraft für die nächste Wehe.

- Beim Mitschieben helfen **heiße Lavendelkompressen am Damm**. Sie machen den starken Druck erträglich, helfen beim Öffnen und Loslassen. Dazu stelle ich mir eine Schüssel mit gut heißem Wasser zurecht, in die ich dann bei Bedarf 2–3 Tropfen Lavendel fein in Milch gelöst gebe. Als Kompressen benutze ich Waschlappen oder in der Klinik Dammschutztücher.

  Die Frauen berichten mir immer, dass die **Lavendelkompressen** das Spannungsgefühl wesentlich erträglicher machen. Ich habe auch die Erfahrung gemacht, dass so mancher Riss oder Schnitt vermieden werden kann, weil die Frauen wesentlich besser lockerlassen können.

Der Lavendelduft der Kompressen hilft auch gut gegen eventuelle unangenehme Gerüche (z.B. Stuhlgang). Man kann nach jeder Wehe den Damm/Analbereich von Blut, Sekret und Stuhlgang reinigen. Die Frau fühlt sich danach viel wohler und frischer. (Genug Kompressen bereithalten!) Außerdem hat Lavendel eine keimtötende Wirkung.

- Auch stelle ich immer ein wenig **Jojobaöl** bereit. Dies macht den Damm geschmeidig.

**Riechfläschchen**

Für das **Baby** ist es sicherlich ebenfalls sehr angenehm, in eine „duftende Welt" hineingeboren zu werden. Ein wichtiges Öl ist für mich auch das **Neroli-Öl**. Von erfahrenen Aromatherapeuten wird es auch als das „Notfallöl" in der Aromatherapie betrachtet. Dieses Öl hilft bei starken Ängsten, Schock, Verzweiflung sofort, ebenso wenn es einer Begleitperson bei der Geburt nicht gut geht. Da Neroli sehr teuer ist, kann man sich ein Riechfläschchen vorbereiten: 1 Tropfen Neroliöl auf 2 ml Jojobaöl. Daran lässt man schnuppern.

## Nachgeburtsphase

**Einreibung**

Lässt die Plazenta länger auf sich warten, reibe ich den Fundus mit einer **wehenanregenden Mischung** aus Eisenkraut, Nelke, Ingwer und Zimt ein. Dadurch werden die Nachwehen meist gut angeregt.

**Waschung**

Wenn das Baby geboren ist, Mutter und Kind warm beieinander liegen, wasche ich der Mutter kurz das **Gesicht** und die **Hände** mit **Rosenwasser** ab. Das erfrischt und entspannt und sie kann sich auf das erste Anlegen konzentrieren. Auch reinigt und erfrischt Rosenwasser die Atmosphäre und tut allen Beteiligten nach der Geburt gut.

**Sprühflacon**

Auch ich habe immer einen Sprühflacon mit **Rosenwasser** dabei. Gerade bei oder nach anstrengenden Geburten oder Nachsorgen kann ich mich dadurch wieder erfrischen und stärken.

**Tee**

Bevor die Frau nach der Geburt das erste Mal aufsteht, bekommt sie von mir eine große Tasse Frauenmanteltee mit Honig zu trinken. Danach wasche ich sie mit etwas Rosenwasser ab. Dies wirkt vorbeugend bei eventuellen Kreislaufproblemen und die Frauen fühlen sich viel besser.

# Aromatherapie im Wochenbett

# Grundsätzliche Überlegungen

Das Wochenbett ist für die neue Familie eine Zeit großer Veränderungen. Mit den ätherischen Ölen können wir Hebammen diese schwierige Zeit erleichtern. Krisen können entschärft, Stimmungen verbessert und das harmonische Miteinander gefördert werden.

Sehr wichtig ist, dass die Babys nicht mit Düften ‚überfordert' werden.

Wir wissen ja alle, dass die Kinder ihre Mütter am Duft erkennen. Deshalb rate ich den Frauen, sich nicht zu parfümieren (gerade synthetische Düfte, wie sie in jedem Deo, Waschpulver etc. zu finden sind, sind langanhaltend und können das harmonische Miteinander mit dem Baby auch stören!)

# Massagen

**Nackenmassage**

Im frühen Wochenbett hilft der Frau eine Nackenmassage, um die Anstrengungen und Verspannungen durch die Geburt schneller loszuwerden. Die Frauen haben viel gegeben um ihr Kind zu gebären und sind sehr dankbar für diese Zuwendung. Sie werden entspannter und gelöster und fühlen sich schneller wieder gut.

Für die **Massage am 1. Wochenbetttag** gibt es verschiedene Möglichkeiten:

- Auf 25 ml Mandelöl süß und 25 ml Jojobaöl gebe ich
  3 Tr. Lavendel fein
  2 Tr. Rosengeranie
  5 Tr. Bergamotte
  2 Tr. Sandelholz.
  Davon wird 1 Teel. für die Massage verwendet. Sie ist stark ausgleichend, ruheschenkend und Kraft gebend.
- Bei sehr **weinerlichen Frauen**, die schlecht auf die Füße kommen, nehme ich eine Mischung aus:
  25 ml Jojobaöl und 25 ml Arnikaöl
  2 Tr. Lavendel fein
  1 Tr. Kamille römisch
  1 Tr. Neroli
  2 Tr. Rosenholz
- Bei **sehr aufgedrehten Frauen**, die nach dem großen Ereignis schlecht Ruhe finden, verwende ich folgende Mischung:
  20 ml Mandelöl süß mit 10 ml Johanniskrautöl und 10 ml Jojobaöl
  2 Tr. Lavendel extra
  1 Tr. Rose
  3 Tr. Sandelholz

**Fußmassage**

Eine Fußmassage wirkt wunderbar über die Reflexzonen auf den ganzen Körper. Speziell **nach einem Kaiserschnitt** kann man so am 1. postoperativen Tag eine gute Hilfe bieten.

# Aromatherapie bei speziellen Problemen im Wochenbett (A–Z)

## Abstillen

**Kompressen/ Einreibungen**

Beim Abstillen sind **kalte Kompressen** mit Zitrone/Minze/Zypresse hilfreich.
Beispiel:
50 ml Jojobaöl mit
5 Tr. Minze
5 Tr. Zypresse
5 Tr. Zitrone vermischen.
Mit dieser Mischung wird der Busen gut eingerieben. Kleine Kühlkompressen werden draufgelegt. Die Frau sollte einen festen BH anziehen.

Konsequent kühlen und die Mischung alle Stunde auftragen lassen.

## Geburtsverletzungen

**Schürfungen/ kleine Risse**

- Alle Wöchnerinnen bekommen von mir in ihrem Wochenbettpaket ein Fläschchen **Lavendel** (Lavandin). Damit lasse ich sie **Spülungen** machen.
  Die Mischung besteht aus: 1 Liter Wasser (lauwarm)
  1 Schuss Milch zum Emulgieren
  3 Tr. Lavandin
  Damit können die Frauen ungefähr 3- bis 4-mal spülen. Das ist beim Wasserlassen sehr entspannend, weil es dem Brennen entgegenwirkt, gerade Schürfungen tun ja sehr weh!
  Falls genäht werden musste, bleiben die Fäden sauber und die Naht schwillt wesentlich schneller ab.
  Der Duft des Lavendel ist ein wichtiger Nebeneffekt bei den Spülungen. Die Frauen fühlen sich hinterher wieder gepflegt und frisch und der Geruch der Lochien wird überdeckt. Eine Frau drückte es so aus: „Ich fühle mich wie in der Provence. Mir ging es schon nach der ersten Spülung viel besser."
- 2- bis 3-mal täglich lasse ich die Wöchnerinnen **Johanniskrautöl** auftragen. Die Schürfungen schließen sich so schneller, bei Nähten bleiben die Fäden viel geschmeidiger und die Frauen haben nicht so ein „Rollbratengefühl". Das Johanniskrautöl hat eine sehr gute Heilwirkung.

**Größere Verletzungen**

- Bei größeren Verletzungen (Risse/Episiotomie) stelle ich den Frauen folgende Mischung für **Sitzbäder** her: 1 Tr. Lavendel extra
  2 Tr. Schafgarbe
  6 Tr. Rosengeranie
  4 Tr. Manuka
  auf ein Marmeladenglas voll Meersalz
  Totes-Meer-Salz wirkt reinigend, entschlackend und heilend. Die Sitzbäder sollten 2- bis 3-mal täglich angewandt werden.

Danach kommt **auf die Verletzung** eine Mischung aus:
30 ml Johanniskrautöl
3 Tr. Manuka
2 Tr. Lavendel extra

**Geschwollener Damm oder Nähte**

Wenn der Damm oder die Nähte sehr geschwollen sind, lege ich kleine **Kühlkompressen** (gibt es in der Apotheke) auf, die ich in Mull einwickle. Auf die Mullfläche wird die Sitzbadlösung aufgetragen bzw. das Mulltuch damit getränkt. Damit erzielt man sehr schnelle Erfolge.

**Fäden ziehen**

Nach 8–10 Tagen ziehe ich die Fäden, da sie sich bei manchen Frauen leider nicht auflösen und ihnen unnötig Beschwerden bereiten.

Bei **Nähten bzw. Geburtsverletzungen** muss man sich verstärkt um die Frauen kümmern, da sie oft große psychische Probleme damit haben und sich sehr verletzt fühlen. Hier können die ätherischen Öle Wunder wirken. Sie tun gut, wirken körperlich und psychisch heilend. Ich schaue mir den Damm oder die Nähte auch häufig an und erzähle den Frauen von den Fortschritten.

## Hämorrhoiden

Hämorrhoiden bereiten vielen Frauen schlimmere Beschwerden als die Nähte. Sie machen je nach Größe starke Beschwerden beim Sitzen, Gehen und Stehen. Dies ist insbesondere für stillende Mütter sehr unangenehm.

**Kleine Hämorrhoiden**

Bei kleinen Hämorrhoiden oder bei der Neigung zu Hämorrhoiden füge ich der **Lavendelspülung** 3 Tr. Zypresse bei. Zypresse (siehe S. 76) ist stark zusammenziehend und stärkend für das Gewebe.

**Schmerzhafte Hämorrhoiden**

- Bei schmerzhaften Hämorrhoiden mische ich **Sitzbäder** mit folgender Zusammensetzung:
  Auf 50 g Totes-Meer-Salz
  5 Tr. Zypresse
  5 Tr. Manuka
  2 Tr. Schafgarbe
  3 Tr. Lavendel extra
  davon 1 Teel. auf lauwarmes Wasser.
  Ich empfehle mindestens 3 Sitzbäder pro Tag. Dies befolgen die Frauen gern, da es ihnen schnell Linderung der Beschwerden bringt.
- Der 2. Schritt ist ein **Hämorrhoidenbalsam**, welcher auch mehrmals täglich aufgetragen wird. Er besteht aus folgender Mischung:
  10 g Ringelblumencreme von der DHU
  1 Tr. Schafgarbe
  4 Tr. Zypresse
  2 Tr. Manuka
  3 Tr. Lavendel fein

Die Mischung liegt gut auf den Hämorrhoiden auf und bringt über Stunden Erleichterung. Das Balsam sollte im Kühlschrank aufbewahrt werden, dann hat man noch den kühlenden Effekt.

**Sehr starke Schmerzen**

Bei sehr starken Schmerzen ⇒ Kälteanwendungen ⇒ lege ich den Frauen in Mull gewickelte **Kältekompressen**, die mit diesem kühlenden Balsam bestrichen werden, auf.

Dies wirkt in der Regel sehr schnell und hilft auch die Ursache zu beheben, da sie das Gewebe stärken. Bei konsequenter Anwendung sind die Hämorrhoiden nach 10 Tagen merklich zurückgegangen und viel besser zu ertragen.

## Milcheinschuss

Beim Milcheinschuss muss die gesamte Situation berücksichtigt werden. Oftmals kommt ‚alles' zusammen: Hormonabfall, Baby-Blues und dicker schmerzhafter Busen, möglicherweise als Krönung ein schreiendes, unzufriedenes Kind. Hier sind die ätherischen Öle wunderbare Helfer da sie psychisch und physisch helfen.

**Kompressen**

- Bei **sehr gespanntem vollen Busen** helfen sehr gut kühle Lavendelkompressen. Die Mischung bereitet man wie bei der Dammspülung zu, fügt jedoch noch Eis hinzu. Dann kann man den Busen mit diesen Kompressen bedecken.
- Eine **sofortige Hilfe** erzielt man durch Quark mit einigen Tropfen Lavendel fein. Die Masse wird auf eine Mullkompresse aufgetragen und auf den Busen gelegt.

**Massage**

- Eine Massage zur Brustwarze hin kann man mit einer Mandelöl/Rose/Lavendel-Mischung durchführen. Dazu mischt man 50 ml Mandelöl und 1 Tr. Rose und 3 Tr. Lavendel fein.
- Bei **starker Knotenbildung** mische ich ein Entspannungsöl für den Busen:
  50 ml Mandelöl
  5 Tr. Lavendel fein
  4 Tr. Fenchel süß
  1 Tr. Rose
  Damit kann man Knötchen sehr gut ausmassieren.

## Milchstau

**Massage**

Auch bei einem Milchstau bewährt sich ein **Entspannungsöl** aus:
50 ml Mandelöl
5 Tr. Lavendel fein
5 Tr. Fenchel süß
1 Tr. Rose

Das Fenchelöl ist stark krampflösend und entspannend. Nach der Massage wird die Brust konsequent gekühlt.

Meistens hat gerade der Milchstau eine tiefere Ursache. Irgendetwas stimmt nicht und äußert sich mit Stau/Beschwerden. Fenchel, Lavendel fein und Rose entspannen – dann kann auch die Milch wieder fließen. Rose stärkt noch zusätzlich und gibt wieder neue Kraft.

## Nachwehen

**Normale Nachwehen**

Bei ‚normalen', aber schon als schmerzhaft empfundenen Nachwehen mische ich meinen Wöchnerinnen folgendes Öl:
Auf 50 ml Jojobaöl nehme ich
2 Tr. Schafgarbe
2 Tr. Wacholder
2 Tr. Zypresse
4 Tr. Rosengeranie
8 Tr. Clementine
6 Tr. Bergamotte

Dieses Öl gehört in meine Wochenbettpackung. Ich zeige den Frauen eine einfache **Bauchmassage** im Uhrzeigersinn, die diese dann täglich ausführen können.

Diese Ölmischung hilft nicht nur gegen den Nachwehenschmerz, sondern unterstützt auch die Rückbildung des Uterus und hilft der gestressten Bauchhaut, sich zu regenerieren. Die Wöchnerinnen haben dadurch auch das gute Gefühl, dass etwas für sie selbst getan wird.

Wenn es die Zeit erlaubt und keine anderen Probleme vorliegen, gebe ich den Frauen eine kurze Bauchmassage. Der Duft von Rosengeranie, Bergamotte und Clementine wirkt auf die Frau psychisch aufhellend, entspannend und lösend. Ich leite auch den Partner zu den Massagen an.

**Sehr schmerzhafte Nachwehen**

Bei sehr schmerzhaften, krampfartigen Nachwehen mische ich folgendes Öl:
auf 50 ml Johanniskrautöl (stark erwärmend)
3 Tr. Kamille römisch (krampflösend)
2 Tr. Schafgarbe
4 Tr. Lavendel extra
2 Tr. Rosenholz
3 Tr. Rosengeranie

Oft haben Mehrgebärende schon vor der Geburt Angst vor Nachwehen. Aus diesem Grund habe ich immer eine Ölmischung gegen starke Nachwehen dabei, **massiere** ziemlich früh nach der Geburt das erste Mal den Bauch und leite die Frauen und den Partner an. Da ich natürlich nicht alle Frauen aus meinem Geburtsvorbereitungskurs bei der Geburt begleite, gebe ich ihnen kurz vor der Geburt ein Fläschchen des Öles mit.

Wichtig bei heftigen Nachwehen ist es, den Unterleib gut warm zu halten. In ganz schlimmen Fällen hatte ich mit Schafgarbe- und Lavendel-**Sitzbädern** sehr gute Erfolge. Ich kombiniere die Aromatherapie auch häufig mit der Homöopathie.

## Offene Nähte

**Sitzbäder**

Bei offenen belegten oder schmierigen Nähten ist es sehr wichtig, sie sauber zu halten. Das erreicht man mit einem Sitzbad mit
1 Tr. Lavendel extra
2 Tr. Schafgarbe
6 Tr. Rosengeranie
4 Tr. Manuka
auf ein Marmeladenglas voll Meersalz (s. auch Geburtsverletzungen, S. 42).

**Kompresse**

Außerdem lege ich eine Kompresse mit Perubalsam auf. Diese kann schon mal schmerzhaft sein, hilft aber sehr schnell. Perubalsam hat eine stark zusammenziehende und reinigende Wirkung. Meist ist die Naht nach 3–4 Tagen sauber und man kann mit einer Mischung aus Johanniskraut/Manuka und Lavendel weitermachen.

**Duftlampe**

Oft gebe ich Frauen mit Nahtproblemen noch eine schöne Duftmischung für die Duftlampe, damit sie sich besser entspannen können. Das könnte z.B. eine Mischung aus Rosengeranie/Bergamotte oder Rosengeranie/Limette sein.

## Psychische Probleme

Viele Frauen sind im Wochenbett mit der neuen Situation völlig überfordert. Sie sind nervös, erschöpft, überreizt und haben Angst, alles falsch zu machen. In diesen Fällen arbeite ich immer mit der Duftlampe.

**Duftlampe**

Es gibt einige sehr hilfreiche und wertvolle Öle:
- Die **Schafgarbe** ist ein sehr schönes Übergangsöl.
- **Rosengeranie** hilft bei Neubeginn.
- **Bergamotte** wirkt antidepressiv und stärkend.
- **Lavendel fein** ist klärend.
- **Rose** ist sehr wohlriechend, entspannend und blockadelösend.
- **Holzöle** wie Wacholder, Zypresse, Rosenholz, Sandelholz geben Kraft und Stärke wieder.

**Mischungen**

Hier einige schöne Mischungen für Wöchnerinnen
- **Für sehr erschöpfte Wöchnerinnen**:
  4 Tr. Bergamotte
  1 Tr. Neroli
  1 Tr. Schafgarbe
  2 Tr. Sandelholz

- **Zum Loslassen und Entspannen:**
  5 Tr. Bergamotte
  1 Tr. Rosengeranie
  1 Tr. Schafgarbe
- **Bei schlecht gelaunten, überforderten Wöchnerinnen:**
  4 Tr. Clementine
  1 Tr. Kamille röm.
  2 Tr. Lavendel fein
- **Als Nachtöl zur Entspannung und zum Loslassen:**
  2 Tr. Lavendel fein
  1 Tr. Rosengeranie

## Rückbildungsstörungen

**Verstärkte oder starke Blutung**

- In diesem Fall lege ich kalte Kompressen auf den Uterus mit Lavendel fein/Zitrone/Zypresse,
- danach folgt eine Bauchmassage mit dem Wöchnerinnenöl (s. S. 39).
- Verstärkt wird die Wirkung durch Frauenmanteltee und Schafgarbentee, 3–4 Tassen pro Tag.
- Homöopathisch gebe ich zusätzlich Arnika C 200 dazu.

**Zu wenig Lochien/ Stau**

Ich bereite ein Uterustonikum aus:
50 ml Mandel- oder Jojobaöl
3 Tr. Zimt
3 Tr. Nelke
3 Tr. Ingwer
3 Tr. Eisenkraut

- Dieses Öl wird häufig in den Bauch **massiert**.
- Dazu lasse ich die Frauen eine Mischung aus Frauenmanteltee/Hirtentäschel/Melisse schluckweise lauwarm **trinken**. (Nicht mehr als zwei Tassen am Tag.)
- Eine heiße **Kompresse** regt ebenfalls die Nachwehen an.

## Sectio-Nähte

Da die Frauen nach einer Sectio heute sehr viel früher entlassen werden, spielt die Kontrolle der Sectio-Nähte im Rahmen der Wochenbettbetreuung eine wichtigere Rolle.

**Auf die Haut auftragen**

- Zwischen dem 8.–10. Tag entferne ich den Faden. Ab diesem Zeitpunkt lasse ich die Frauen dünn Johanniskraut-Öl auftragen. So bekommen sie schnell wieder Gefühl in diesem Bereich und die Nähte werden glatter.
- Bei Komplikationen wie **offenen oder schmierigen Nähten** verfahre ich wie bei den offenen Dammnähten. Ich wasche die Nähte mit der Sitzbadmischung aus, anschließend kommt Perubalsam oder eine Johanniskraut/Lavendel/Manuka-Mischung darauf.

## Varizen

**Massage**

Die Beine werden mit einer Ölmischung, die straffend und stärkend wirkt und die Durchblutung fördert, massiert.
Folgende Mischung hat sich sehr bewährt:
50 ml Jojobaöl
4 Tr. Zypresse
4 Tr. Zitrone
4 Tr. Lavendel fein

**Zusätzliche Maßnahmen**

Stützstrümpfe und venenentlastende gymnastische Übungen als unterstützende Therapie.

**Vulvavarizen**

Bei Vulvavarizen verabreiche ich Sitzbäder und Balsam wie bei Hämorrhoiden (s. S. 43).

## Verspannungen

Durch zu wenig Schlaf, die ungewohnte oder eine falsche Haltung beim Stillen oder auch aufgrund einer Schonhaltung nach Geburtsverletzungen bekommen Wöchnerinnen oft starke Verspannungen oder Rückenschmerzen.

**Massage**

Am schnellsten hilft dann eine gezielte Massage. Die Wöchnerin bekommt dadurch Zuwendung und direkte Hilfe vor Ort, Schlacken werden gelöst und abtransportiert und der Duft sorgt für zusätzliche Entspannung.

- Für die **Rückenmassage** verwende ich folgende Mischung:
  1 EL Mandelöl süß
  2 Tr. Lavendel fein
  2 Tr. Waldmajoran
  Die Massage erfolgt mit sanften, aber festen Streichungen (s. S. 86f).
- Für die **Nackenmassage** gibt es zwei Möglichkeiten:
  1 EL Arnikaöl und 2 Tr. Lavendel fein gut in den Nacken einmassieren
  oder
  1 EL Jojobaöl und 1 Tr. Nanaminze gut in den Nacken einmassieren, auch über die Schläfen verteilen. Diese Massage hilft auch sehr gut bei Spannungskopfschmerzen.

## Wunde Brustwarzen

**Waschung**

Sehr wohl tut eine Waschung oder ein Brust-Bad mit Lavendelwasser (zubereitet wie eine Dammspülung, s. S. 42). Danach bereite ich eine Mischung aus 30 ml. Mandelöl und 1 Tr. Lavendel fein und 1 Tr. Rose und massiere das Öl ein.

**Sehr schmerzhafte Brustwarzen**

- Bei sehr schmerzenden Brustwarzen empfiehlt sich folgende **Mischung:**
  10 g Ringelblumenbalsam DHU mit
  2 Tr. Lavendel extra
  1 Tr. Rosengeranie
  1 Stab Rose
  Diese Mischung wird nach jedem Stillen auf die Brustwarzen aufgetragen. Die Brustwarzen lässt man frei. Es sollten Stilleinlagen aus Seide benutzt werden, gegebenenfalls Hütchen bis sich die Brustwarzen erholt haben.
- **Alternative**: 20 ml Johanniskrautöl mit 3 Tr. Lavendel fein.
  Die Brustwarzen dürfen dann jedoch nicht der Sonne ausgesetzt werden, da das Johanniskrautöl die Lichtempfindlichkeit verändert (siehe S. 77).

**Rhagaden/ Schrunden**

Die Brustwarzen werden mit Rosenwasser abgetupft, danach trage ich Brustbalsam auf. In ganz schlimmen Fällen kann man die Brustwarze mit Lavendel extra pur behandeln.

# Aromatherapie bei Neugeborenen (A–Z)

## Blähungen

**Babyöl**

Bei Blähungen tut es dem Baby gut, das Bäuchlein im Uhrzeigersinn mit Babyöl (siehe Hautpflege) einzumassieren.

**Duftlampe**

Bei ganz hysterischen Kindern, die sich stark zusammenkrampfen, kann man eine Duftlampe aufstellen mit einer Mischung aus 1 Tr. Kamille röm. und 1 Tr. Lavendel extra.

**Bäder**

Gut helfen auch entspannende Bäder mit 1 Tr. Kamille röm. und 1 Tr. Lavendel extra.

**Einreibung**

Sehr bewährt hat sich eine Ölmischung aus 30 ml Mandelöl süß und 2 Tr. Fenchel, 1 Tr. Rose und 2 Tr. Lavendel. Diese wird auf die Brust (unter Aussparung der Brustwarze!) der Mutter aufgetragen und wirkt sehr entspannend auf die Babys.

## Hautpflege

**Babyölmischung**

Oftmals wird die Babyhaut nach einigen Tagen sehr trocken oder es kommt zur Neugeborenenakne. In meine Wochenbettpackung gehört deshalb immer eine schöne Babyölmischung. Sie soll die Babyhaut, die ja sehr dünn ist, einfach nur schützen und bewahren.

Ich mische in 50 ml süßes Mandelöl einen Stab Rose (Nadel in Rose getaucht ⇒ dann in Basisöl, da es sonst zu viel für das Baby wird) und einen Tr. Lavendel. Damit kann das Baby dann eingeölt werden. Dieses Öl eignet sich auch gut für die Babymassage.

**Achtung**

**Cave bei Allergikern:**
Bei Allergikern nehme ich grundsätzlich Jojobaöl, da darauf keine Allergien bekannt sind. Man sollte die Eltern immer fragen, ob in der Familie eine allergische Disposition vorliegt!

## Nabelpflege und Nabelprobleme

Bei der Nabelpflege gilt: weniger ist mehr.

**Säuberung**

Zur Säuberung des Stumpfes oder der Nabelwunde verwende ich Rosenhydrolat (Rosenwasser) und Lavendelhydrolat zu gleichen Teilen gemischt. Ich pudere den Nabel (nur wenn nötig!) mit Nabelpuder von Weleda.

**Schmieriger feuchter Nabel**

Ein schmieriger, feuchter Nabel spricht gut auf eine Mischung aus Lavendel und Manuka an:
Lavendel und Manuka in Lavendelwasser verschütteln und mehrmals am Tag den Nabel säubern und danach gut abpudern.

**Entzündeter Nabelring**

Bei einem entzündeten und geröteten Nabelring mische ich in 10 ml Ringelblumencreme 1 Tr. Rose, 1 Tr. Manuka und 2 Tr. Lavendel und lasse diese Mischung mehrmals am Tag auftragen.

## Neugeborenenakne

**Auf die Haut auftragen**

Bei heftiger Neugeborenenakne mische ich Ringelblumenöl mit Rose und Lavendel.
Mischung:
30 ml Ringelblumenöl mit
1 Tr. Rose und
2 Tr. Lavendel.
Diese Mischung soll mehrmals am Tag auf die betroffenen Stellen aufgebracht werden.

## Soor im Windelbereich

**Bäder**

Bei Soorbefall mische ich ein Po-Bad aus 1 El. Milch, 2 Tr. Lavendel und 1 Tr. Manuka.

**Auf die Haut auftragen**

Danach wird das Kind trockengeföhnt und mit einem speziellen Po-Öl eingeölt.
Mischung: 30 ml Jojobaöl, 1 Tr. Rose, 1 Tr. Manuka, 1 Tr. Palmarosa, 2 Tr. Lavendel.

Mehrmals am Tag aufgetragen, bringt diese Mischung eine rasche Linderung.

## Verklebte Augen

**Waschung**

Oft haben die Babys verklebte Augen durch einen zu engen Tränenkanal, Zugluft oder nach der Credé-Prophylaxe.

Ich wasche die Äuglein von außen nach innen mit **Lavendelwasser** aus. Dadurch entspannt sich die Haut, Schwellungen gehen zurück. (Zur Unterstützung helfen auch Euphrasia-Augentropfen.)

Wichtig ist: Bei allen Unklarheiten (Entzündungen etc.) **immer** zum Kinderarzt gehen.

## Wundsein/wunder Po

Bei einem wunden geröteten Po versuche ich zuerst, die Ursache herauszufinden (z. B. Windeln, Zitrusfrüchte, Waschmittel etc.).

**Gel, Öl oder Balsam**

Je nachdem, wie die Haut aussieht, mische ich Gel, Öl oder Balsam.

- **Hochroter Po**:
  30 ml Aloe-Vera-Gel (sehr kühlend)
  2 Tr. Lavendel
  1 Tr. Manuka
  1 Stab Rose
  1 Tr. Palmarosa
- **Roter Po mit offenen Stellen**:
  20 ml Ringelblumenöl
  10 ml Johanniskraut
  2 Tr. Lavendel
  1 Tr. Manuka
  1 Stab Rose
  1 Tr. Palmarosa
- **Rissiger, hochroter Po**:
  Ringelblumencreme
  2 Tr. Lavendel
  1 Tr. Manuka
  1 Stab Rose
  1 Tr. Palmarosa

**Reinigung**

Zum Reinigen empfehle ich immer Waschungen oder Pobäder mit Milch und 2 Tr. Lavendel.

# Die ätherischen Öle (A–Z)

Über die nachfolgend beschriebenen Öle gibt es natürlich wesentlich mehr zu sagen als hier erwähnt wird. Eine ausführliche Darstellung würde jedoch den Rahmen dieses Buches sprengen. Ich beschränke mich deshalb auf die mir am wichtigsten erscheinenden Einzelheiten, die für die Geburtshilfe ausschlaggebend sind.

Im Anhang gibt es Buchtipps für alle interessierten Leserinnen, die mehr Informationen möchten oder sich ganz intensiv mit Aromatherapie und Aromapflege beschäftigen möchten.

Für alle gilt, dass die ätherischen Öle
- **kindersicher aufbewahrt** werden müssen,
- **niemals unverdünnt** angewendet werden sollen (bis auf ganz spezielle Hinweise im Buch)
- und **nicht überdosiert** werden dürfen.

Fast alle **Zitrus- oder Agrumenöle** können Hautirritationen bei empfindlichen Menschen oder Allergikern hervorrufen und bei Sonneneinstrahlung zu einer Verfärbung der Haut führen.

## Kopf- Herz- und Basisnote

Die ätherischen Öle werden nach dem so genannten Dreierprinzip unterteilt: in Kopf-, Herz- und Basisnote

**Kopfnote**

Diese Note ist der erste Eindruck einer Mischung. Es handelt sich um leichte, flüchtige Öle. Alle Zitrusöle sind Kopfnoten (z. B. Zitrone, Bergamotte, Limette, Clementine, Orange etc.).

Diese Düfte riechen wir zuerst. Sie sind auch sehr gut für den Sommer geeignet, z. B. in der Duftlampe oder im Duschgel. Sie machen den Kopf leicht (gut für manche Situationen rund ums Kinderkriegen!).

**Herznote**

Die Herznote einer Mischung, meist ein Blütenöl wie Rose, Geranie, Jasmin, Neroli etc., riecht man etwas später. Es entwickelt sich langsam und ist das Herz der Mischung. Diese Öle wirken sehr ausgleichend (z. B. Rose während der Geburt!).

**Basisnote**

Die Basisnote ist der „Fuß“ der Mischung. Sie macht die Mischung haltbar und fixiert sie.

Flüchtige Kopfnoten werden dadurch am schnellen Verduften gehindert. Es sind schwere Düfte wie z. B. Hölzer, Sandelholz, Rosenholz, Gewürze, Wurzeln (Angelikawurzel).

**Herstellung von Mischungen**

Mischungen herzustellen ist am Anfang schwierig. Mit der Zeit entwickelt man jedoch ein gutes Gespür dafür. Die einzelnen Noten ergänzen sich untereinander (z. B. bei einem Massageöl) und machen die Mischung harmonischer.

**Ein guter Tipp:**
Lavendel verbindet in einer Mischung die einzelnen Öle wunderbar miteinander. Es macht die Mischung viel harmonischer und eine nicht so ‚geglückte' Mischung ist manchmal durch Lavendelzusatz noch zu ‚retten'!

## Öle, die sich gut miteinander kombinieren lassen

| | |
|---|---|
| **Benzoe** | Geranie, Rose |
| **Bergamotte** | Eisenkraut, Geranie, Lavendel, Kamille, Koriander, Neroli, Rose, Ylang-Ylang, Zeder, Zitrone |
| **Cajeput** | Ingwer, Lavendel, Minze, Nelke, Wacholder |
| **Eisenkraut** | Bergamotte, Jasmin, Kamille, Neroli, Orange, Tonka, Ysop |
| **Fenchel** | Koriander, Rose, Sandelholz |
| **Geranie** | Benzoe, Bergamotte, Jasmin, Kamille, Koriander, Lavendel, Lemongras, Melisse, Muskatellersalbei, Neroli, Tonka |
| **Ingwer** | Cajeput, Rosmarin, Wacholder |
| **Jasmin** | Geranie, Neroli, Orange, Rose, Sandelholz, Zitrone |
| **Kamille** | Bergamotte, Eisenkraut, Geranie, Lavendel, Melisse, Neroli, Rose |
| **Koriander** | Bergamotte, Fenchel, Geranie, Iris, Jasmin, Orange, Rose, Sandelholz, Ylang-Ylang, Zitrone |
| **Lavendel** | Bergamotte, Geranie, Minze, Muskatellersalbei, Neroli, Orange, Rose, Zitrone |
| **Melisse** | Geranie, Kamille, Lavendel, Neroli, Rose, Teebaum, Zitrone |
| **Muskatellersalbei** | Bergamotte, Geranie, Jasmin, Kamille, Lavendel, Neroli, Orange, Rose, Sandelholz, Zitrone, Zypresse |
| **Nelke** | Cajeput, Ingwer, Koriander, Zitrone |
| **Neroli** | Geranie, Jasmin, Lavendel, Rose, Sandelholz, Zitrone |
| **Orange** | Koriander, Muskatellersalbei, Neroli, Sandelholz, Wacholder, Ylang-Ylang, Zypresse |
| **Rose** | Jasmin, Lavendel, Muskatellersalbei, Neroli, Sandelholz |
| **Rosmarin** | Bergamotte, Ingwer, Minze, Muskatellersalbei, Wacholder, Ysop, Zitrone |

| | |
|---|---|
| **Sandelholz** | Benzoe, Jasmin, Rose, Ylang-Ylang, Zitrone |
| **Teebaum** | Lavendel, Minze, Rose |
| **Thymian** | Eukalyptus, Lavendel, Melisse, Minze, Rose, Rosmarin, Zitrone |
| **Tonka** | Benzoe, Eisenkraut, Geranie, Jasmin, Kamille, Lavendel, Neroli, Rose, Sandelholz, Vanille, Ylang-Ylang |
| **Vanille** | Bergamotte, Rose, Tonka |
| **Ylang-Ylang** | Jasmin, Koriander, Neroli, Orange, Sandelholz, Tonka, Zitrone |
| **Ysop** | Eisenkraut, Lavendel, Muskatellersalbei, Rosmarin |
| **Zitrone** | Fenchel, Lavendel, Thymian, Wacholder |
| **Zypresse** | Bergamotte, Lavendel, Muskatellersalbei, Orange, Wacholder, Zitrone |

## Benzoe

| | |
|---|---|
| | (Styrax tonkinensis)<br>Familie der Styraxgewächse |
| Basisnote | |
| Gewinnung: | Wasserdampfdestillation des Harzes |
| **Wirkung** | |
| Allgemein: | einhüllend, beruhigend, stark ausgleichend |
| Geburtshilfe: | in der Schwangerschaft als Ausgleich im Anpassungsprozess und bei Schlaflosigkeit |

## Bergamotte

| | |
|---|---|
| | (Citrus bergamia)<br>Familie der Rautengewächse |
| Kopfnote | |
| Gewinnung: | Kaltpressung aus den Schalen der fast reifen Frucht<br>100 kg Schalen ⇒ 500 g Essenz |
| **Wirkung** | |
| Allgemein: | aufmunternd, antidepressiv, angstlösend, antiseptisch, fiebersenkend, entkrampfend, verdauungsfördernd |
| Geburtshilfe: | bessert Schwangerschaftsdepressionen, angstlösend und stärkend, entkrampfend bei der Geburt<br>im Wochenbett zur Stärkung und gegen Baby Blues, Auffangen der Hormonschwankungen |

## Blutorange

| | |
|---|---|
| | (Citrus sinensis)<br>Familie der Rautengewächse |
| Kopfnote | |
| Gewinnung: | Kaltpressung aus den Schalen |
| **Wirkung** | |
| Allgemein: | stimmungserhellend, ausgleichend und entstauend |
| Geburtshilfe: | hilfreich bei Depressionen, entstauend bei Ödemen, ausgleichend |

## Cajeput

| | |
|---|---|
| | (Melaleuca)<br>Familie der Myrtengewächse |
| Kopfnote | |
| Gewinnung: | Wasserdampfdestillation aus den Blättern |
| **Wirkung** | |
| Allgemein: | ausgleichend, harmonisierend, hilfreich bei Erkältungskrankheiten |
| Geburtshilfe: | Erkältungskrankheiten in der Schwangerschaft |

## Clementine

(Citrus deliciosa)
Familie der Rautengewächse

Kopfnote
Gewinnung: Kaltpressung aus den Schalen

**Wirkung**
Allgemein: erheiternd, erhellend, anregend, entspannend
Geburtshilfe: Schwangerschaft: um die Laune zu heben
Wochenbett: um Depressionen zu vertreiben

## Eisenkraut

(Lippia citriodora)
Familie der Eisenkrautgewächse

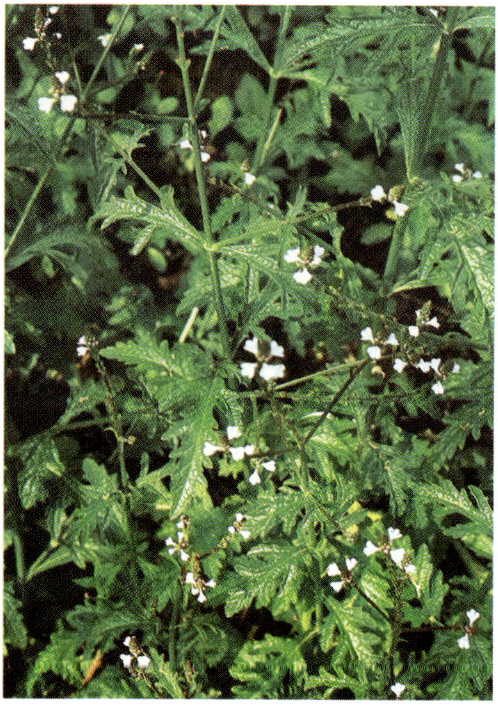

Kopfnote
Gewinnung: durch Wasserdampfdestillation aus den Blättern
Kosten: sehr teuer, da geringe Ausbeute und schwer zu destillieren
100 kg Blätter ergeben knapp 1 Liter Eisenkrautöl

**Wirkung**
Allgemein: konzentrations- und antriebsfördernd, erfrischend
hilft sich vorzuwagen und Grenzen zu überschreiten
hautpflegend und klärend bei Akne, gutes Sportöl
Geburtshilfe: uterusstimulierend
(gut für die letzte Phase der Geburt oder bei Wehenschwäche)
milchbildend
**Cave**: Lichtflecken bei Sonneneinstrahlung!

## Fenchel süß

(Foeniculum vulgare dulce)
Familie der Doldenblütler

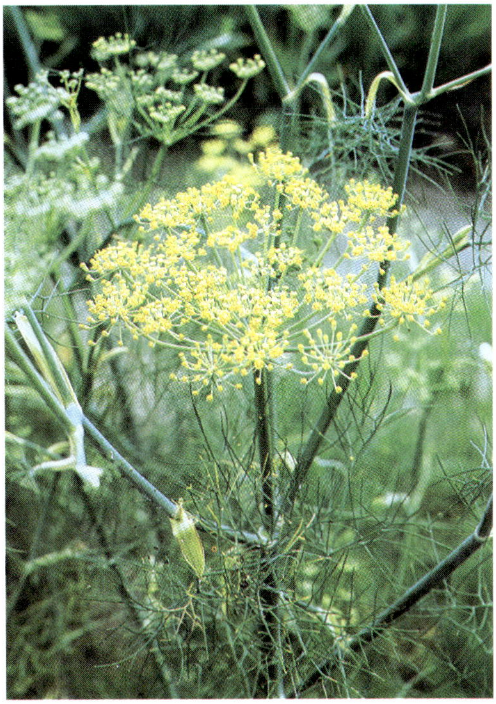

Kopf-/Herznote
Gewinnung: Wasserdampfdestillation aus dem Samen

**Wirkung**
Allgemein: entspannend, beruhigend, verdauungsfördernd, ausgleichend

Geburtshilfe: regt den Milchfluss an

## Galgant

(Alpinia officinarum Hance)
Familie der Ingwergewächse

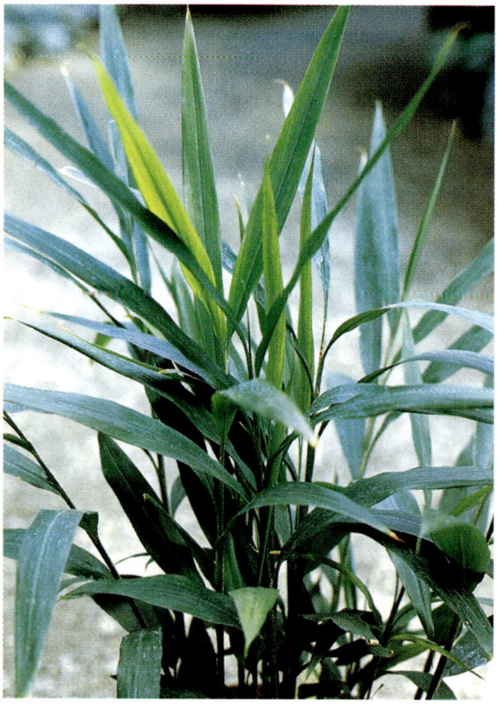

Basisnote

Gewinnung: Wasserdampfdestillation aus der Wurzel

**Wirkung**

Allgemein: altbekanntes Stärkungsmittel nach Hildegard von Bingen.

Häufige Anwendung als Pulver bei verschiedenen Beschwerden, z. B. Verdauungsprobleme, Appetitlosigkeit, Schnarchen, allgemeine Erschöpfung.

In der Aromatherapie wirkt das ätherische Öl aufbauend, stärkend, es löst Verhärtungen und Verspannungen (Massage) und hilft bei Erkältungen.

> Tipp **für burn-out-gefährdete Hebammen:**
> 1 Tropfen Galgant in wenig Honig gelöst in ein Glas Zitronenlimonade rühren – als Powerdrink.
> Die Supervariante: die gleiche Mischung in ein Glas trockenen Sekt oder Champagner!

Geburtshilfe: Zum Lösen von Verhärtungen und Verspannungen, zum Aufbauen und Regenerieren in der Schwangerschaft und im Wochenbett. Galgant ist schwierig zu beziehen! (Firma LaFlorina, s. Anhang.)

## Grapefruit

(Citrus paradisii)
Familie der Rautengewächse

Kopfnote

Gewinnung: Kaltpressung aus den Schalen

**Wirkung**

Allgemein: erfrischend, stärkt die Lebenslust, fördert gute Laune und Selbstvertrauen, entstauend, entschlackend

Geburtshilfe: Gute Laune-Öl
entschlackend, entstauend bei Ödemen

## Ingwer

(Zingiber officinale )
Familie der Ingwergewächse

Kopf-/Herznote

Gewinnung: Wasserdampfdestillation der Wurzeln

**Wirkung**

Allgemein: erwärmend, stärkend, verdauungsfördernd

Geburtshilfe: wehenanregend

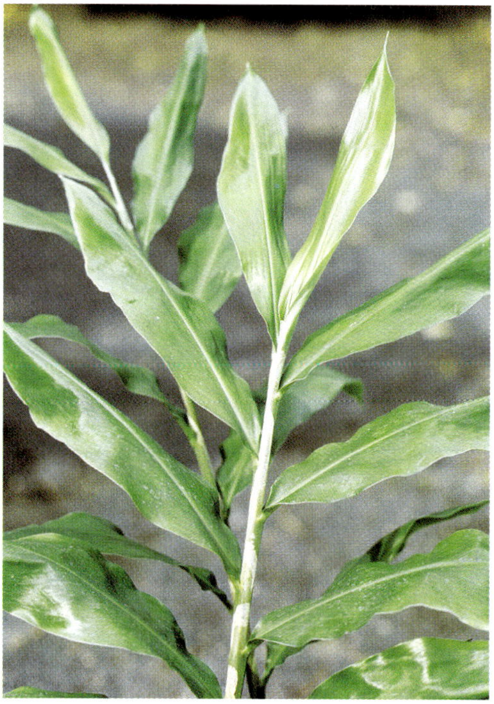

## Jasmin

(Jasminum officinale)
Familie der Ölbaumgewächse

Herznote

Gewinnung: Extraktion mit Lösungsmitteln
100 kg Blüten $\Rightarrow$ 1 Liter Essenz

**Wirkung**

Allgemein: antidepressiv, erotisierend, lösend, öffnend,
bei Glieder- und Muskelschmerzen, antiseptisch

Geburtshilfe: bei der Geburt: öffnend, lösend, uterusstimulierend, gut zur Geburtsvorbereitung geeignet (Massage kurz vor dem Termin)
im Wochenbett milchbildend

## Kamille römisch

(Anthemis nobilis)
Familie der Korbblütler

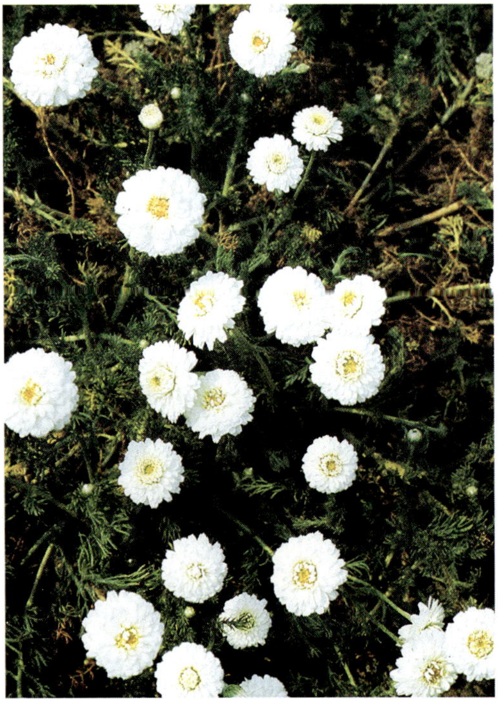

Herznote

Gewinnung: Wasserdampfdestillation aus den Blüten und Blättern
100 kg Blüten
⇒ 200–400 g Öl

**Wirkung**

Allgemein: blähungshemmend, entzündungshemmend, schmerz- und krampflösend, beruhigend, verdauungsfördernd, wundheilend, hilfreich bei Gefühlsschwankungen, prämenstruellem Syndrom, Ärger, Überempfindlichkeit

Geburtshilfe: in der Schwangerschaft: bei Unruhe, Angst, Angespanntheit
im Wochenbett: bei starken Blähungen der Mütter, auch in der Duftlampe bei Neugeborenenkoliken (in schwacher Konzentration mit Lavendel)

## Koriander

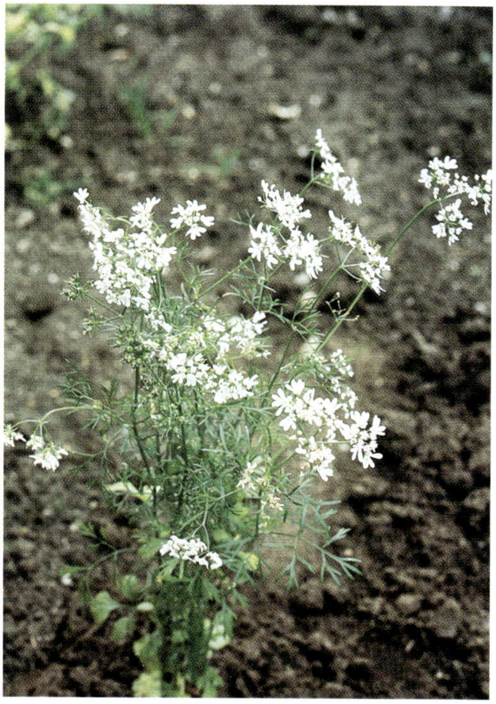

| | |
|---|---|
| | (Coriandrum sativum) Familie der Doldenblütler |
| Kopf-/Herznote | |
| Gewinnung: | Wasserdampfdestillation der Samen |
| **Wirkung** | |
| Allgemein: | ausgleichend, entspannend bei Stress, verdauungsfördernd |
| Geburtshilfe: | hilfreich bei Verspannungen und Verkrampfungen in Massageöl |

## Lavendel

(Lavandula officinalis)
Familie der Lippenblütler

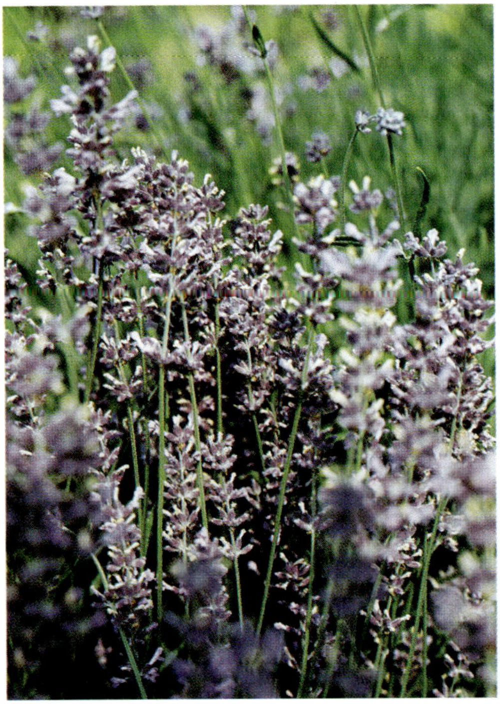

Kopf- Herznote

Gewinnung: durch Wasserdampfdestillation aus Blüten und daher unterschiedliche Ausbeuten und unterschiedliche Preise
Lavendel extra, Lavendel fein, Lavandin

**Wirkungen**

Allgemein: hilft gut bei Nervosität, Schlafstörungen, Reizbarkeit, Stimmungsschwankungen
reinigend, ausgleichend, aufbauend, erfrischend, luftreinigend
darf als eines der wenigen ätherischen Öle pur auf die Haut aufgetragen werden, z. B. bei Verbrennungen, Insektenstichen, Wunden.
Mischt sich mit allen ätherischen Ölen gut, gleicht Mischungen aus.
Wirkt auf der Haut antiseptisch, zellerneuernd, durchblutungsfördernd
hilft wunderbar bei Stress, Kopfschmerz und Abgeschlagenheit

Geburtshilfe: in der Schwangerschaft ausgleichend, entspannend, stressabbauend, schlaffördernd
während der Geburt entspannend, entkrampfend, antiseptisch, (Bäder)
hilft bei Hysterie (in Verbindung mit Kamille römisch)
im Wochenbett ausgleichend, kraftschenkend, wirkt auch entspannend auf das Baby

| | |
|---|---|
| **Limette** | (Citrus aurantifolia)<br>Familie der Rautengewächse |
| Kopfnote | |
| Gewinnung: | Kaltpressung aus den Schalen |
| **Wirkung** | |
| Allgemein: | erheiternd, erfrischend, bei Müdigkeit, Lustlosigkeit, Depressionen, wirkt antiseptisch, antiviral, hautstraffend und desodorierend, entstauend |
| Geburtshilfe: | hilft bei Hormonschwankungen, Depressionen, Antriebslosigkeit<br>bei der Geburt als allgemeine Beduftung<br>im Wochenbett zum Mischen mit Geranie und Lavendel |
| **Cave**: | Wie bei allen Zitrusölen kann es bei Sonneneinstrahlung zu Pigmentflecken auf der Haut kommen. |

| | |
|---|---|
| **Linalol** | (Bursera delpechiana)<br>Familie der Burseraceae |
| Herz-/Basisnote | |
| Gewinnung: | Wasserdampfdestillation der Holzspäne |
| **Wirkung** | |
| Allgemein: | entspannend, ausgleichend, hilfreich bei Sorgen, gegen Verspannungen |
| Geburtshilfe: | in allen Bereichen als Basisöl zum Ausgleich |

## Majoran

(Origanum majorana)
Familie der Lippenblütler

Kopf-/Herznote

Gewinnung: Wasserdampfdestillation der Kräuter

**Wirkung**

Allgemein: wohltuend, entspannend, beruhigend, bei Verspannungen, Stress

Geburtshilfe: entspannend, wehenhemmend, ausgleichend

Der **Waldmajoran** wirkt genauso, nur stärker auf die Psyche.

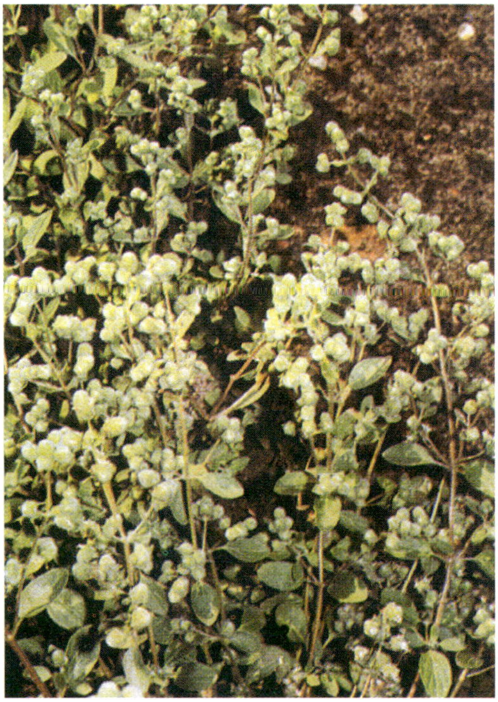

## Mandarine grün und rot

(Citrus reticulata)
Familie der Rautengewächse

Kopfnote

Gewinnung: Kaltpressung aus den Schalen

**Wirkung**

Allgemein: stimmungshebend, ausgleichend, erheiternd
Mandarine grün ist sehr spritzig, wirkt erfrischend,
Mandarine rot ist sehr relaxierend

Geburtshilfe: bei Ödemen Mandarine grün
bei Muskelkrämpfen Mandarine rot
allgemein zur Stimmungsverbesserung

## Manuka

(Leptospermum scoparicum)
Familie der Myrtengewächse

Herznote

Gewinnung: Wasserdampfdestillation aus Blättern und Zweigen
150 kg Pflanzen ⇒ 1 Liter Öl

**Wirkung**

Allgemein: beruhigt und reguliert zugleich
stärkt die Seele, stabilisiert, Schutzöl in Situationen, die an die Substanz gehen (gut fürs Herz!)
wirksam bei vielen Hautproblemen, stark antimykotisch, beruhigt die Hautnerven, wirkt zellaktivierend auf die äußeren Hautschichten, hilft bei Wunden, hilfreich bei Erkältungen
immer in Verbindung mit Lavendel

Geburtshilfe: bei Erkältungen in der Schwangerschaft (immer mit Lavendel)
im Wochenbett: Bestandteil ist in allen Hautbalsamen, wenn es um Abheilungsprobleme geht.

## Melisse

(Melissa officinalis)
Familie der Lippenblütler

Herznote

Gewinnung: Wasserdampfdestillation der Kräuter

**Wirkung**

Allgemein: ausgleichend, stärkend, schützend, belebend

Geburtshilfe: in der Schwangerschaft und im Wochenbett wirkt es ausgleichend und stärkend

## Mimose

(Acacia dealbata)
Familie der Mimosengewächse

Herznote

Gewinnung: Hexanextraktion der Blüten

**Wirkung**

Allgemein: einhüllend, ausgleichend, stimmungshebend

Geburtshilfe: Verwöhnduft für die Schwangerschaft

## Muskatellersalbei

(Salvia sclarea)
Familie der Lippenblütler

Herz-Kopfnote

Gewinnung: Wasserdampfdestillation aus den blühenden Pflanzen
100 kg Pflanzen ⇒ weniger als 1/2 l Öl

**Wirkung**

Allgemein: entkrampfend, verdauungsfördernd, menstruationsfördernd und regulierend, angstlösend, vitalisierend

Geburtshilfe: bei der Geburt als Uterusstimulanz
im Wochenbett zum Abstillen (Kompressen auf die Brust)

## Nanaminze

(Mentha viridis var. nana)
Familie der Lippenblütler

Kopfnote

Gewinnung: Wasserdampfdestillation der Blätter

**Wirkung**

Allgemein: klärend, erfrischend, konzentrationsfördernd, anregend

Geburtshilfe: anregend, gegen Kopfschmerzen und Übelkeit, erfrischend

## Nelke

(Syzygium aromaticum)
Familie der Myrtengewächse

Herznote

Gewinnung: Wasserdampfdestillation aus den getrockneten Nelkenknospen

**Wirkung**

Allgemein: erwärmend, Hilfe bei Lustlosigkeit, Geborgenheit

Geburtshilfe: wehenfördernd

## Neroli

(Citrus aurantium)
Familie der Rautengewächse

Herznote

Gewinnung: aus Wasserdampfdestillation aus den Blüten
sehr teuer
1000 kg Blüten ⇒ 1 Liter Essenz

**Wirkung**

Allgemein: Notfall-Öl
bei Schock, Angst, Schmerz, Anspannung, Schlaflosigkeit, Depressionen, Verzweiflung
entkrampfend, auch gut beim prämenstruellen Syndrom
wirkt stabilisierend

Geburtshilfe: Geburt: bei plötzlichen Ängsten, Verzweiflung, wenn es einem der an der Geburt Beteiligten (Partner, Begleitperson etc.) schlecht geht (Riechfläschchen), zum Stabilisieren
Wochenbett: wenn es sehr anstrengend mit dem Kind wird; bei Schlaflosigkeit in Verbindung mit Lavendel fein

## Orange

(Citrus sinensis)
Familie der Rautengewächse

Kopfnote

Gewinnung: Kaltpressung aus den Schalen

**Wirkung**

Allgemein: ausgleichend, stimmungserhellend, vermittelt Lebenslust und Energie, macht optimistisch

Geburtshilfe: In Schwangerschaft und Wochenbett zum Ausgleich

## Palmarosa

(Cymbopogon martinii)
Familie der Gräser

Herznote

Gewinnung: Wasserdampfdestillation des Grases

**Wirkung**

Allgemein: Streicheleinheiten für die Seele, sehr hautfreundlich

Geburtshilfe: In Schwangerschaft und Wochenbett zum Verwöhnen

## Rose

(Rosa damascena, Rosa centifolia)
Familie der Rosengewächse

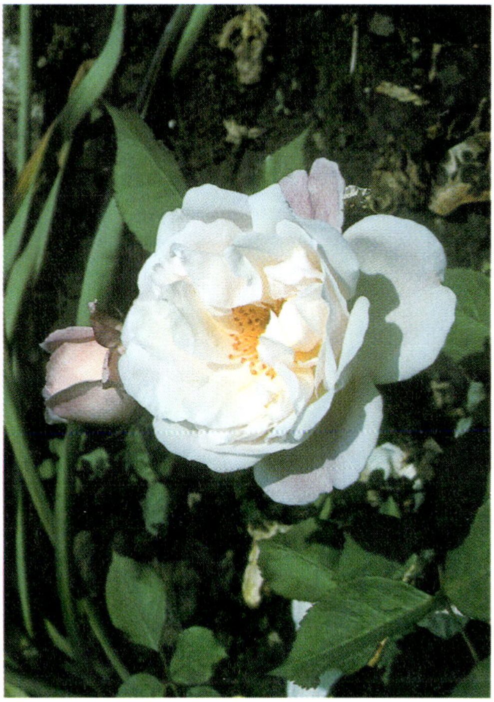

Herznote

Gewinnung: durch Wasserdampfdestillation der Rosenblüten, sehr aufwendig
5000 kg Blütenblätter ⇒ 1 Liter Öl
dadurch sehr teuer!

**Wirkung**

Allgemein: ein sehr ‚ans Herz' gehender, blumiger Duft
darf auch pur aufgetragen werden (Ausnahme!) z. B. als Parfüm
wirkt sehr ans ‚Herz' gehend, stärkend, antiseptisch, krampflösend, wundheilend, reinigend

Geburtshilfe: wunderbares Frauenöl hormonell regulierend
gutes Schwangerschaftsöl in Verbindung mit Lavendel
klassisches Geburtsöl: öffnend, lösend, entkrampfend und tonisierend
im Wochenbett stärkend
sehr gut im Babyöl mit Lavendel

## Rosengeranie

(Pelargonium graveolens)
Familie der Storchschnabelgewächse

Herznote

Gewinnung: Wasserdampfdestillation aus dem Kraut

**Wirkung**

Allgemein: beruhigend, ausgleichend, entspannend, lösend, geduldsfördernd, aufheiternd bei Depressionen, Anspannung oder Angst, hormonell ausgleichend, antiseptisch, adstringierend, Insektenabwehr

Geburtshilfe: speziell dort, wo man ein harmonisches Miteinander fördern möchte (Geburtsvorbereitung, Wochenbett)
klassisches Öl fürs Wochenbett: hormonausgleichend, regulierend, geduldsfördernd!

## Rosmarin

(Rosmarinus officinalis)
Familie der Lippenblütler

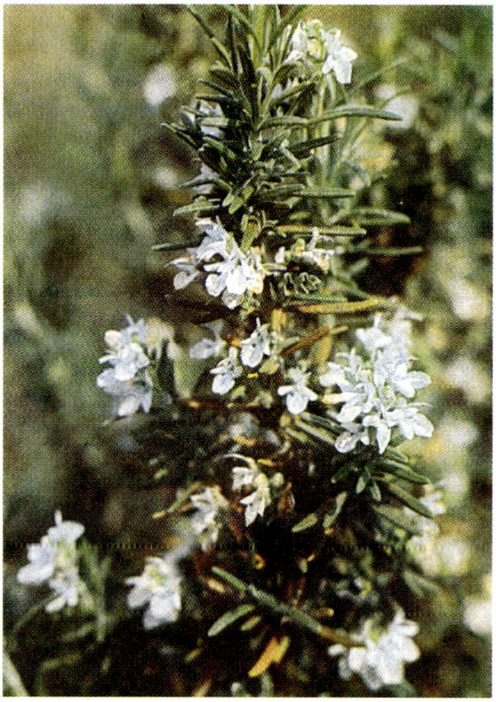

Gewinnung: Durch Wasserdampfdestillation aus dem blühenden Kraut

**Wirkung**

Allgemein: blutdrucksteigernd, krampflösend, antiseptisch, hilfreich bei Erkältung oder Antriebsschwäche, antirheumatisch, herz- und leberstärkend, Nerventonikum, durchblutungsfördernd

Geburtshilfe: In der Schwangerschaft bei **Hypotonie** anwenden. Bitte Dosierung beachten!
Keine Massage in der Schwangerschaft!
Nur in der Duftlampe, zur Dusche oder in Form von Waschungen.
Während der Geburt hilft Rosmarin sehr müden, erschöpften, antriebslosen Frauen.
Im Wochenbett anregend, durchblutungsfördernd, bei Kreislaufproblemen

**Cave:**

> Nicht für das Baby geeignet, daher nicht in der Duftlampe verwenden!
> Bei **Hypertonie** oder schwankendem Blutdruck oder Veranlagung dazu ist Rosmarinöl **kontraindiziert**.

## Sandelholz

(Santalum album)
Familie der Sandelholzgewächse

Basisnote

Gewinnung: Wasserdampfdestillation des feingeraspelten Holzes

**Wirkung**

Allgemein: ausgleichend, harmonisierend, erwärmend, regenerierend, hilfreich bei Niedergeschlagenheit und Verkrampfungen

Geburtshilfe: als Basisnote im Wochenbett in jeder Duftmischung, da es regulierend und ausgleichend wirkt,
in der Schwangerschaft bei Schlaflosigkeit

## Schafgarbe

(Achillea millefolium)
Familie der Korbblütler

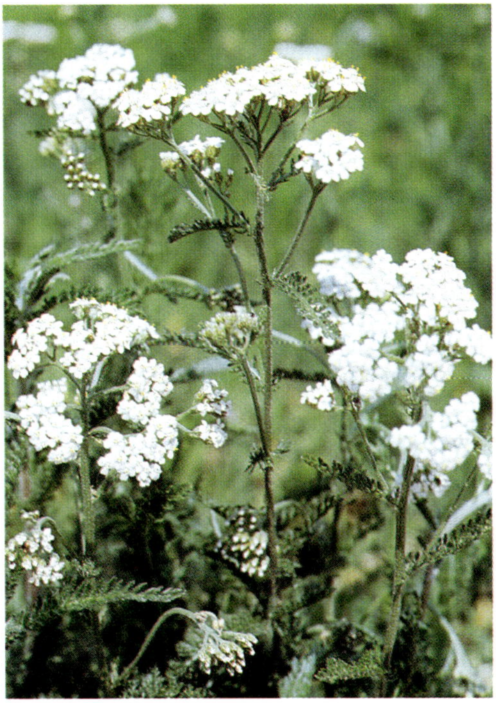

Gewinnung: durch Wasserdampfdestillation aus der blühenden Pflanze
Sehr teuer, da schwierig zu gewinnen

**Wirkung**

Allgemein: entzündungshemmend, krampflösend, wundheilend, zusammenziehend, gefäßtonisierend, antiseptisch, ausgleichend, hilft bei Depressionen

Geburtshilfe: Wochenbett: wunderbar bei allen Verletzungen (auch der Seele!), Wundheilmittel

Cave: Bei Allergikern (z. B. Gräser, Pollen etc.)
Bei Sonnenbestrahlung (Reizung der Haut)

**Teebaumöl** (Melaleuca alternifolia)
Familie der Myrtengewächse

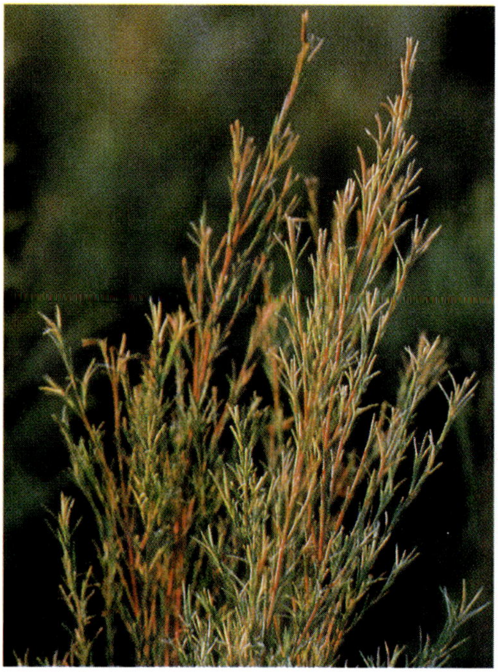

Herznote
Gewinnung: Wasserdampfdestillation aus Zweigen und Blättern

**Wirkung**
Allgemein: regulierend, erfrischend, bei Hautproblemen, Pilzbefall
Geburtshilfe: in der Schwangerschaft bei Pilzinfektionen

**Thymian** (Thymus vulgaris)
Familie der Lippenblütler
Ich benutze Thymian linalol, da er milder ist als die anderen Thymiansorten und sich daher für die Geburtshilfe besser eignet

Herznote
Gewinnung: Wasserdampfdestillation aus dem Kraut

**Wirkung**
Allgemein: stärkt Geist und Sinne, reinigend, belebend, hilfreich bei Erkältungen, besonders bei Schnupfen
Geburtshilfe: Erkältungen in der Schwangerschaft

**Tonka** (Dipteryx odorata)
Familie der Schmetterlingsblütler

Basisnote
Gewinnung: Extraktion aus der Tonkabohne

**Wirkung**
Allgemein: erheiternd, gelassen stimmend, verwöhnend
Geburtshilfe: um sich etwas Gutes zu tun, sehr entspannend, ausgleichend, gegen Schlafstörungen

## Vanille

(Vanilla planifolia)
Familie der Orchideengewächse

Basisnote

Gewinnung: Extraktion aus den Schoten

**Wirkung**

Allgemein: entspannend, erheiternd, ausgleichend, bei Stimmungsschwankungen

Geburtshilfe: gut bei extremem Hormontaumel, Hilfe bei Schlafstörungen, zum Verwöhnen

## Wacholder

(Juniperus communis)
Familie der Zypressengewächse

Herznote

Gewinnung: Wasserdampfdestillation aus den getrockneten, reifen Beeren

**Wirkung**

Allgemein: Kräftigend, psychisch aufbauend, hilfreich bei Energieverlust, blutreinigend, entschlackend, verdauungsanregend, gut bei Blasenentzündungen (Cave: nicht bei Nierenerkrankungen!), lindert Muskelschmerzen und Muskelkater,
menstruationsfördernd, hilft bei feuchten, schlecht heilenden Wunden.

Geburtshilfe: Nicht in der Schwangerschaft anwenden!
Gut für's Wochenbett geeignet!
Bei Ödemen, Verspannungen, Varizen, schlecht heilenden Dammwunden (Alternative zur Zypresse). Der Duft wird allerdings von Wöchnerinnen als nicht so angenehm empfunden.

## Ylang Ylang

(Cananga odorata)
Familie der Anemonengewächse

Herznote

Gewinnung: durch Wasserdestillation aus den Blüten
100 kg Blüten ⇒ ca. 1,5–2,5 Liter Öl

**Wirkung**

Allgemein: blutdrucksenkend, herzfrequenzsenkend, atemfrequenzsenkend, entkrampfend, ausgleichend, gegen Nervosität, Depressionen und innere Kälte, beim prämenstruellen Syndrom, antiseptisch, hilfreich bei strapazierter Haut, erotisierend

Geburtshilfe: in der Schwangerschaft: bei hohem Blutdruck, Depressionen, Nervosität
bei der Geburt: entkrampfend, entspannend, lösend

## Ysop

(Hyssopus officinalis)
Familie der Lippenblütler

Kopfnote

Gewinnung: Wasserdampfdestillation aus dem Kraut
Ich bevorzuge für Schwangere immer den Ysop decumbens, da er milder ist

**Wirkung**

Allgemein: klärend, raumluftreinigend, hilfreich in Prüfungssituationen, schleimlösend, aufbauend

Geburtshilfe: in der Schwangerschaft bei Erkältungen/Husten

## Zimt

(Cinnamon verum)
Familie der Lorbeergewächse

Herznote

Gewinnung: Wasserdampfdestillation

**Wirkung**

Allgemein: stärkend, erwärmend, anregend

Geburtshilfe: wehenanregend, stärkend

## Zitrone

(Citrus limonum)
Familie der Rautengewächse

Kopfnote

Gewinnung: Kaltpressung aus den Schalen

**Wirkung**

Allgemein: keimtötend, fiebersenkend, abwehrstärkend, säureneutralisierend, antiseptisch, entschlackend

Geburtshilfe: in der Schwangerschaft: als „Poweröl“ bei niedrigem Blutdruck in Verbindung mit Lavendel
im Wochenbett: als „Poweröl“ nach durchwachten Nächten, zum Durchhalten (mit Lavendel!)

## Zypresse

(Cupressus sempervirens)
Familie der Zypressengewächse

Basisnote

Gewinnung: Wasserdampfdestillation aus Blättern und Zweigen
100 kg Pflanzen ⇒ ca. 1,3–1,5 Liter Öl

**Wirkung**

Allgemein: zusammenziehend, gefäßverengend, krampflösend, antiseptisch

Geburtshilfe: in der Schwangerschaft und im Wochenbett in Mischungen bei Varizen und Hämorrhoiden
wirkt auch psychisch aufrichtend

# Basisöle (fette Öle)

Da wir eine Trägersubstanz für unsere duftenden Helfer brauchen, möchte ich auch die von mir benutzten Basisöle beschreiben. Diese Öle sind nicht nur Trägersubstanz, sondern haben auch selbst sehr viele wertvolle Inhaltsstoffe, die unser Körper braucht.

Ich verwende grundsätzlich nur **kaltgepresste Öle**, da sie eine natürliche Zusammensetzung und eine besser Qualität haben.

## Johanniskrautöl

Man verwendet ein Mazerat aus den Blüten des Johanniskrauts (Hypericum perferatum) in Olivenöl. Mazerate sind Pflanzenöle, in die Heilpflanzen ‚eingelegt' werden. Danach werden sie der Sonne ausgesetzt ⇒ mazeriert. Auf diese Weise gehen die Heilkräfte der Pflanze in das Öl über.

**Eigenschaften**

Johanniskrautöl hat allein schon vielfältige Heilwirkungen. Es wirkt schmerzlindernd, antirheumatisch, wundheilend, entzündungshemmend und muskelentspannend. Es wirkt außerdem nervenstärkend, antidepressiv und ist dabei sehr hautpflegend und hautberuhigend.

Das Öl hat eine satte, rote Farbe.

**Achtung!**

Das Hypericum des Johanniskrautes **senkt die Lichtempfindlichkeit der Haut**!
Es darf niemals in der Sonne angewendet werden. Zwischen dem Auftragen und der Sonnenbestrahlung müssen mindestens 4 Stunden liegen. (Cave auch ⇒ Sonnenbank.) Wöchnerinnen, denen man empfohlen hat, ihre wunden Brustwarzen mit Rotlicht oder Sonnenlicht zu bestrahlen, sollten entweder das Bestrahlen oder das Johanniskraut weglassen!

## Jojobaöl

**Eigenschaften**

Dies ist das von mir am meisten verwendete Basisöl. Es hat viele sehr gute Eigenschaften:

- als flüssiges Wachs hält es Temperaturen bis zu 300°C aus.
- Es wird auch nach Jahren nicht ranzig.
- Jojobaöl klebt nicht an den Händen und ist deshalb auch gut zur Massage während der Geburt einsetzbar.
- Jojobaöl ist unserem Hautfett sehr ähnlich, und es gibt keine bekannten allergischen Reaktionen.
- Es hat einen natürlichen Lichtfaktor von ca. 4.

Ich verwende Jojobaöl recht häufig in Mischungen, da es auch die anderen fetten Öle stabilisiert und sie dadurch nicht so schnell ranzig werden. Es lässt sich sehr gut mischen und auftragen.

Durch seine vielfältigen Inhaltsstoffe stabilisiert es den Feuchtigkeitshaushalt und Fettmantel der Haut. Gerade bei Neurodermitikern wirkt es sehr lindernd, ohne zu fetten. Eine gute Hilfe ist es auch zur Vorbeugung von Striae und zur Narbenbehandlung.

## Mandelöl süß

**Eigenschaften**

Dieses Basisöl wird aus den süßen Mandeln gepresst. Es ist relativ gut haltbar. Mandelöl süß ist ein sehr gutes Öl zur Hautpflege. Es wirkt reizlindernd (Babyhaut), schützt und pflegt die Haut. Es ist auch sehr gut verträglich. Ich benutze es sehr häufig als Basis zur Massage.

**Handpackung**

Bei sehr trockener, juckender Haut wirkt es sehr pflegend. Für unsere gestressten Hebammenhände ist eine Handpackung aus Mandelöl süß und Neroli und Lavendel sehr hilfreich (Rezept: 1 El süßes Mandelöl und je 1 Tropfen Neroli und Lavendel fein).

## Aloe vera-Öl

Dieses Öl ist wie das Johanniskrautöl ein Mazerat (Auszug frischer Pflanzen in Öl). Es enthält sehr viele Enzyme, Vitamine und Mineralien, welche die Selbstheilung der Haut anregen.

**Eigenschaften**

Das Öl ist sehr durchblutungsfördernd, straffend und glättet die Haut – also ein gutes Öl für das späte Wochenbett, um die Bauchhaut wieder zu vitalisieren.

Sehr hilfreich ist es auch bei gereizter oder sonnengestresster und müder Haut.

Es wird gern bei Allergien und Hauterkrankungen verwendet.

## Arnikaöl

**Eigenschaften**

Arnikaöl, ein Mazerat aus den Arnikablüten, hat eine durchblutungsfördernde, kreislaufanregende und erwärmende Wirkung.

Es ist ein gutes Massageöl für das Wochenbett. Gerade am Tag nach der Geburt fühlen sich die Frauen oft niedergeschlagen und sind noch sehr angespannt. Da hilft eine Nackenmassage mit Arnikaöl sehr gut. (Cave: allergische Reaktionen.)

## Calendulaöl

**Eigenschaften**

Es handelt sich um ein Mazerat aus Ringelblumenblüten, welches stark entzündungshemmende und sehr hautregulierende Eigenschaften hat. Ich setze es sehr gerne in der Kinderpflege ein.

## Sesamöl

Dieses Öl wird aus dem Sesamsamen gepresst und ist sehr lange haltbar. Es kann ultraviolette Strahlung absorbieren und hat einen natürlichen Lichtschutzfaktor von 4.

**Eigenschaften**

Es ist ein wunderbares Massageöl mit heilenden, entgiftenden und erwärmenden Eigenschaften. Ich nehme es gerne bei Verkrampfungen und Verhärtungen als Basisöl zur Massage mit entsprechenden ätherischen Ölen.

> Alle Mazerate oder fetten Öle kann man gut miteinander mischen und dann die ätherischen Öle dazugeben.

**Mischungsbeispiel**

**Beispiel für eine entspannende Kreuzbeinmassagemischung bei Menstruationsbeschwerden:**

1 TL Sesamöl
1 TL Johanniskrautöl
mit 2 Tr. Lavendel fein
1 Tr. Schafgarbe
1 Tr. röm. Kamille

Damit führt man eine Kreuzbeinmassage (siehe S. 96f) durch und legt zum Schluss noch eine warme Nerolikompresse (siehe S. 104) auf.

# Technik der Aroma-massagen

# Allgemeine Hinweise

Da ich im Laufe meiner langjährigen Hebammentätigkeit sehr häufig festgestellt habe, dass es die kleinen Dinge sind, die gut tun, die im Gedächtnis bleiben und die als sehr hilfreich empfunden werden, möchte ich die Massagen, die ich am häufigsten anwende, hier erklären und beschreiben.

Hätte man mir, als ich 1978 als frischgebackene Hebamme in eine hochtechnisierte Frauenklinik mit 2000 Geburten im Jahr kam, erzählt, dass man die Geburt auch sanft mit einer schönen Kreuzbeinmassage einleiten kann, ich hätte es nicht geglaubt.

Vor einigen Jahren hatte ich bei einer meiner Fortbildungen für Hebammen die Gelegenheit, dies sehr schön zu demonstrieren: Eine Kollegin, mit dem 2. Kind schwanger und schon einige Tage über dem errechneten Entbindungstermin, fragte mich, ob sie kurzfristig teilnehmen könne, um sich von ihrer Übertragung abzulenken. Da wir uns im Kurs ausgiebig mit dem Thema Geburt beschäftigten, passte das natürlich prima. Ich gab ihr dann am Ende der Fortbildung unter Beisein aller Teilnehmerinnen eine Kreuzbeinmassage mit wehenanregenden Ölen. Das war so gegen 17 Uhr. Am nächsten Tag teilte sie mir das Ergebnis ganz stolz mit: Nachts um 1.30 Uhr hatte ein kräftiger Junge das Licht der Welt erblickt.

Allerdings muss man als Hebamme natürlich differenziert mit solchen Dingen umgehen. **Es gibt immer spezielle Indikationen.** Man kann nicht jeder Frau, die einfach keine Lust mehr hat, eine Kreuzbeinmassage geben. Alle Voraussetzungen müssen stimmen. Manchmal fehlt ja nur ein kleiner Anstoß und das Kind macht sich auf den Weg!

**Wichtige Grundsätze**

- Die Frauen müssen vor der Aromamassage konkret nach **Allergien** gefragt werden.
- Bei **Bandscheibenschädigungen** (Prolaps in der Anamnese) und Rückenerkrankungen keine Rückenmassage anwenden.
- **Massageverbot bei allen akuten Erkrankungen.**
- Wenn **bei der Geburt** massiert wird und die Schwangere der Hebamme nicht bekannt ist (angestellte Hebamme), sollten nur neutrale Öle (z. B. Jojobaöl mit Rose und Lavendel) verwendet werden.
- Die Frauen sollten vor der Massage immer zur **Toilette** gehen.
- Immer mit **warmen** Händen massieren!
- **Tipp!** Stellen Sie die Ölmischung immer in einer Schale neben sich, damit Sie jederzeit Öl nachnehmen können.
- **Nach der Massage** biete ich der Frau immer ein Glas Wasser oder Tee an.
- Eine **Nachruhe** von 10–20 Minuten sollte in der Regel folgen.

# Kopf-/Nackenmassage

**Indikationen**

- Die Nackenmassage ist hilfreich bei allgemeinen Verspannungen, Unwohlsein, einer falschen Haltung in der **Schwangerschaft**, beginnenden Kopfschmerzen, beginnenden Erkältungen.
- Im **Wochenbett** hilft sie bei Verspannungen und Verkrampfungen, die durch ungeübtes Stillen, das Tragen des Babys oder als Nachwirkung der Geburt auftreten.

**Ölmischung**

1 TL Jojobaöl + 1 Tr. Lavendel fein und 1 Tr. Waldmajoran
wirkt lösend, entspannend, entkrampfend.

## Massagetechnik

Schwangere oder Wöchnerinnen sitzen auf dem Pezziball oder auf einem umgedrehten Stuhl in der Reitstellung. Ein Kissen für die Arme liegt auf der Lehne.

**Schritt 1**

Die Stirn entspannen; die Fingerspitzen über der Stirn zusammenlegen, mit leichtem Druck über die Stirn ziehen, zu den Schläfen bis hinter die Ohren, ungefähr 4–5x die ganze Stirn massieren.

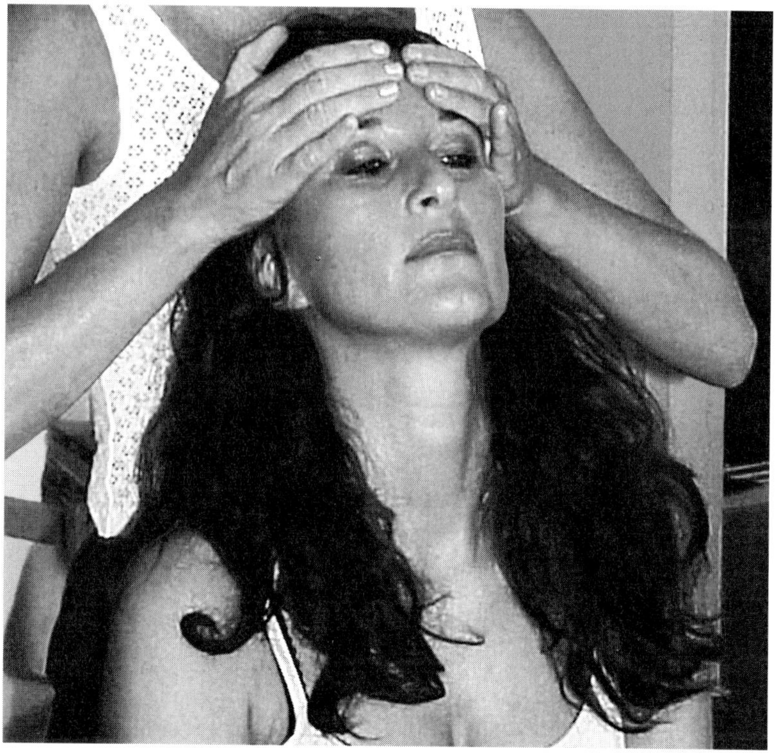

**Schritt 2**

Zwei Finger zwischen die Augen setzen und leicht drücken, dann unterhalb der Augenbrauen zu den Schläfen ziehen, 4–5x auf diese Weise die Spannung herausnehmen.

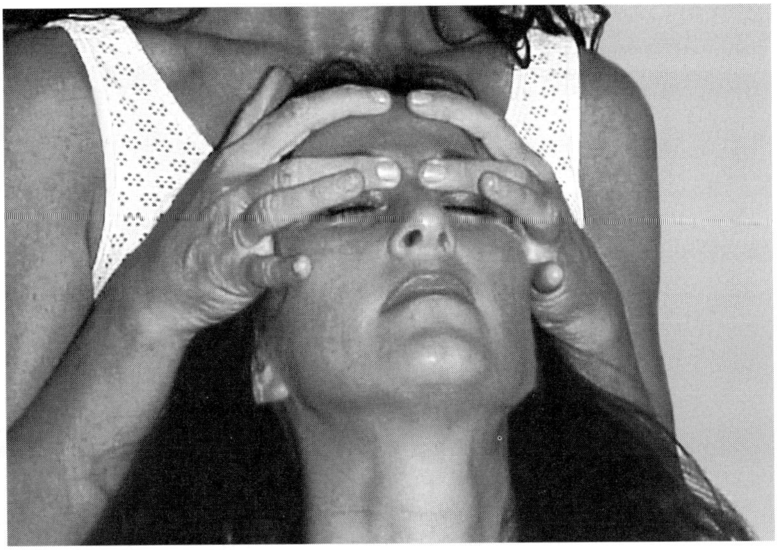

**Schritt 3**

Die Kopfhaut gut durchmassieren (wie bei der Haarwäsche).

**Schritt 4**

Die Ring- und Mittelfinger beider Hände unterhalb der Ohren an die Okzipitalpunkte legen (kleine Knötchen) und diese gut durchmassieren.

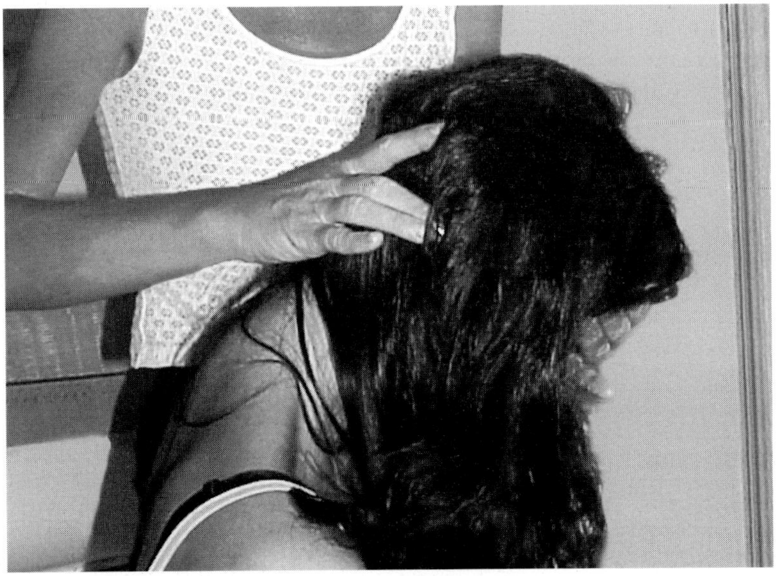

**Schritt 5** Danach über den Rücken und die Schulter fest mit ausgleichenden Bewegungen streichen.

**Schritt 6** Mit beiden Händen den Nacken gut durchkneten, die Daumen mit festem Druck über die Nackenpartie laufen lassen.

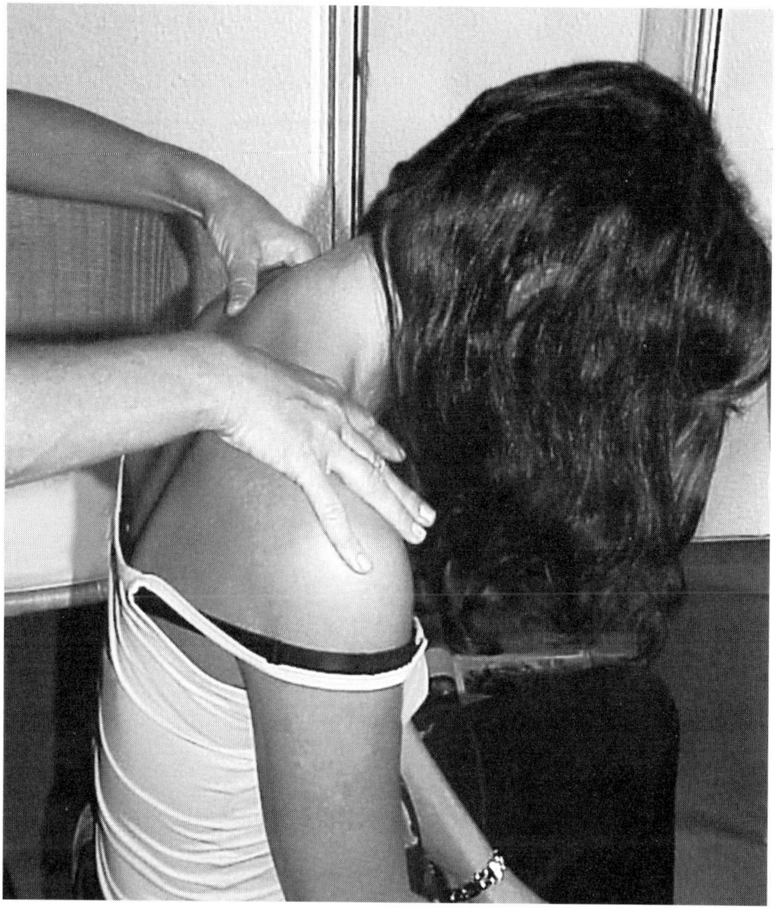

**Schritt 7** Jeweils eine Seite stützen, mit der anderen Hand fest den Nackenbereich ausmassieren (genug Öl nehmen!).

**Schritt 8** Ausgleichende Griffe: vom Hals über den Nacken mit beiden Händen streichen.

**Schritt 9** Ein warmes Kirschkernsäckchen oder eine warme Kompresse in den Nackenbereich legen; mindestens 10–15 Minuten Nachruhe in entspannter Lage.

**Tipp** Die Massage wirkt **anregend** mit folgender Ölmischung:
1 TL Jojobaöl mit 1 Tr. Lavendel fein und 1 Tr. Nanaminze mischen.
Zum Abschluss kurz einen kalten Waschlappen auf den Nacken legen, wegnehmen, abdecken und 10 Minuten Nachruhe.

# Rückenmassage

**Indikation** Rückenbeschwerden während Schwangerschaft und Wochenbett

**Ölmischung** 1 TL Sesamöl + 1 TL Johanniskrautöl mit 2 Tr. Lavendel fein und 1 Stab Rose

## Massagetechnik

Schwangere sitzen aufrecht auf dem Pezziball oder einem Stuhl.

Wöchnerinnen nehmen am besten eine entspannte Bauchlage ein. Bei Milcheinschuss ist es jedoch besser, auf den Ball oder Stuhl zurückzugreifen um die Brust zu entlasten.

**Schritt 1** Das Öl mit langsamen Bewegungen auf den ganzen Rücken streichen.

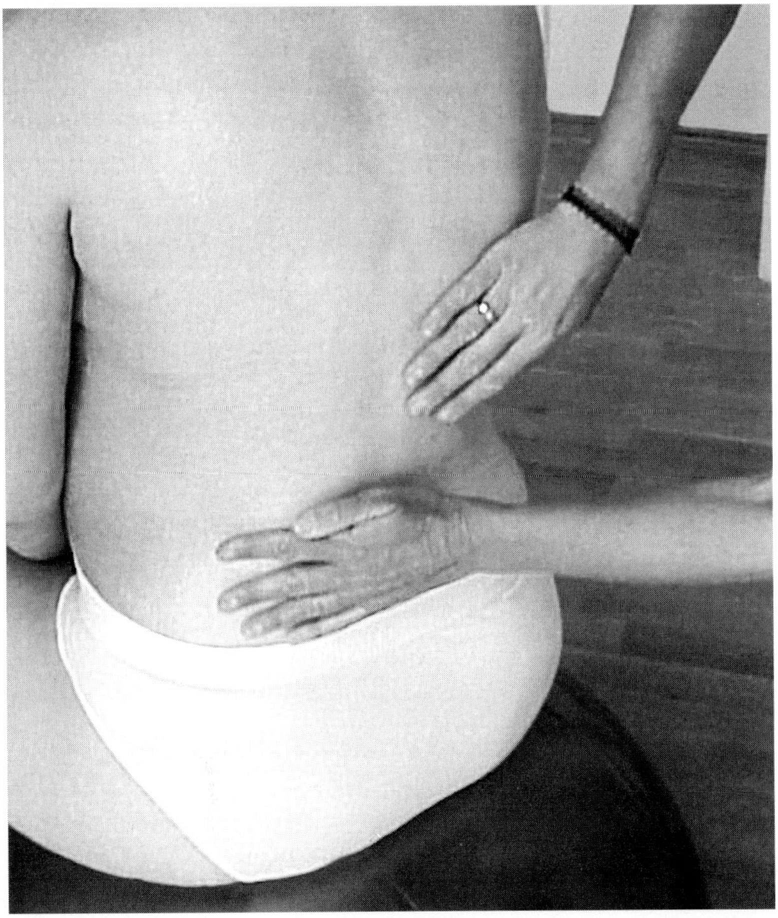

**Schritt 2** Beide Hände auf die Schultern legen, sanft schütteln.

**Schritt 3** Die Hände rechts und links auf den Beckenkamm legen, sanft schütteln.

**Schritt 4** Den ganzen Rücken ausstreichen, am Nacken beginnen. Die Handfläche liegt dabei jeweils rechts und links neben der Wirbelsäule. Die Hände werden zu den Seiten geführt, bis hinunter zur Rückenmitte. Dies 4–5x wiederholen.

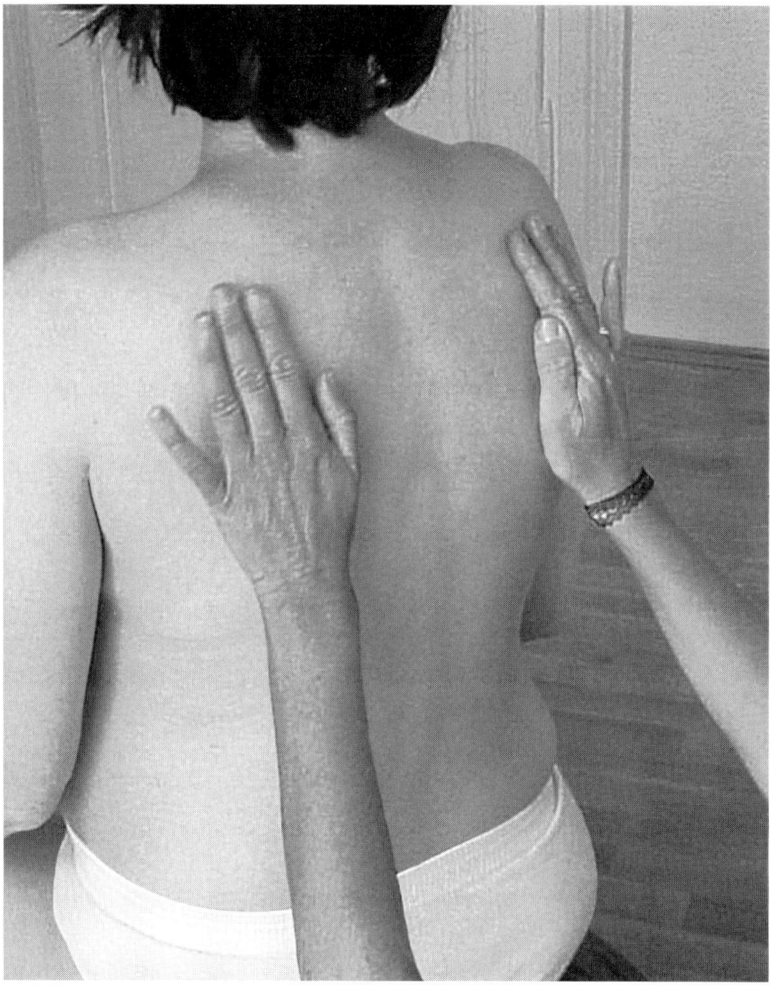

**Schritt 5**

Kreisende Bewegungen mit den Fingern. Beide Hände von oben nach unten mit festem Druck an der Wirbelsäule entlangführen. Dies 4–5x wiederholen.

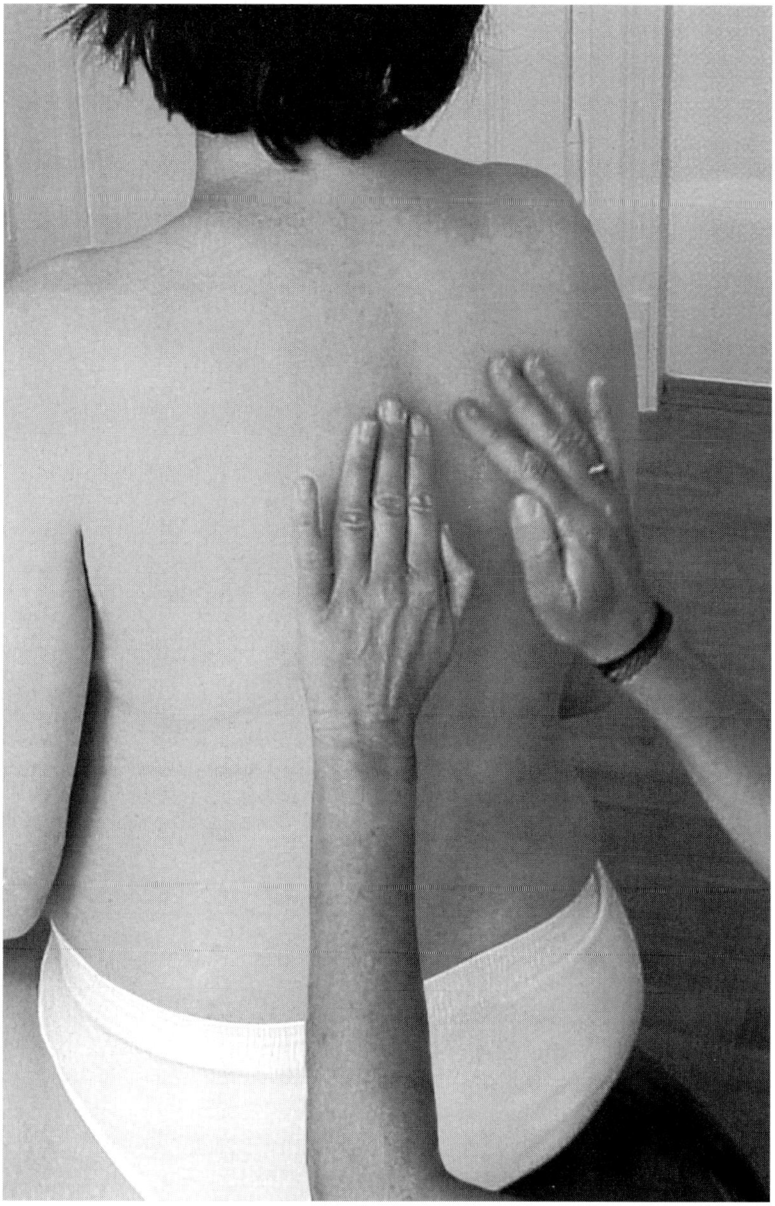

**Schritt 6**

Sich seitlich neben die Frau stellen und die Seiten jeweils gut durchkneten.

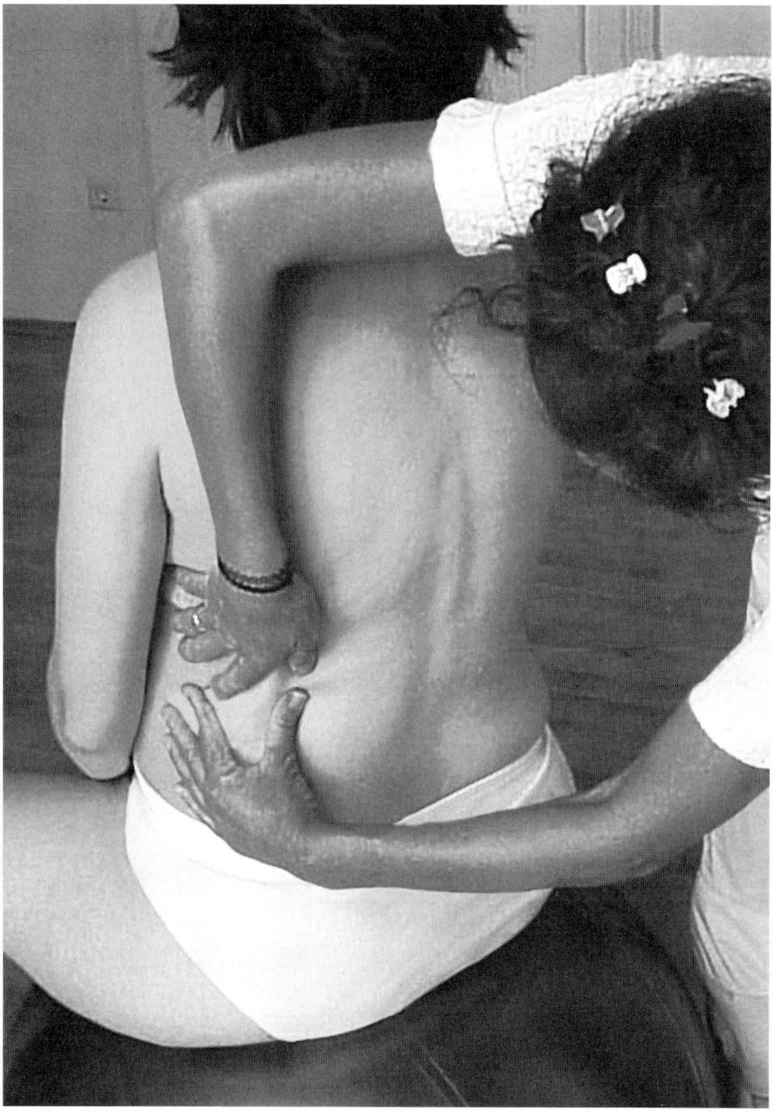

**Schritt 7**

Von oben nach unten feste streichende Bewegungen an der Wirbelsäule entlang ausführen.

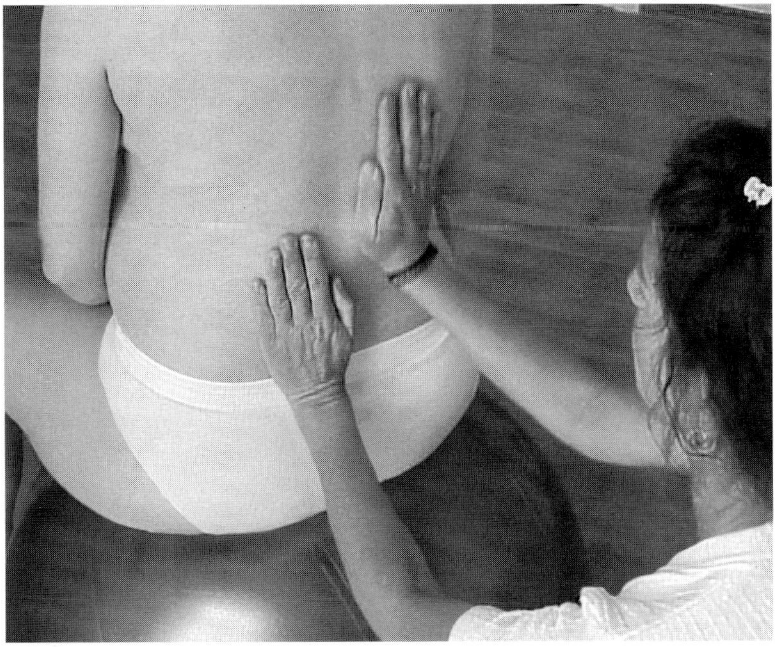

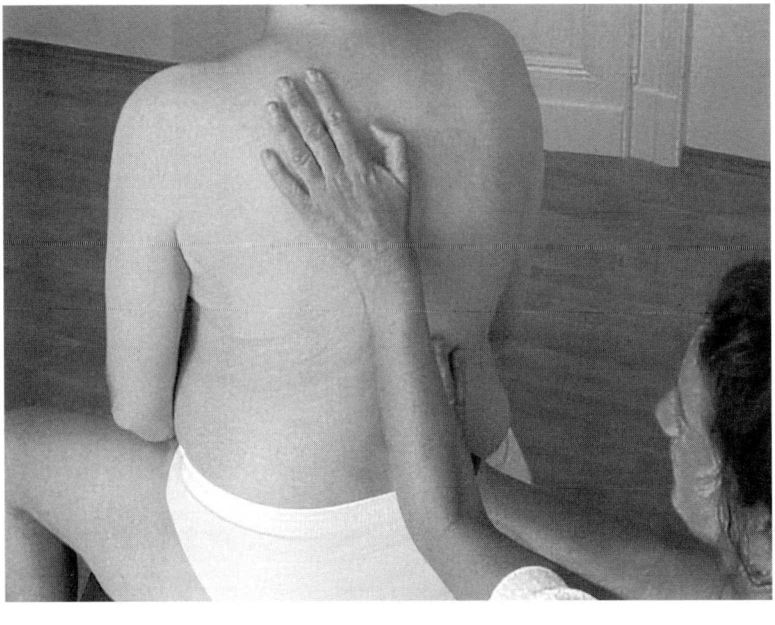

**Schritt 8**

Den Nacken kneten und gut auseinander massieren (genug Öl nehmen!).

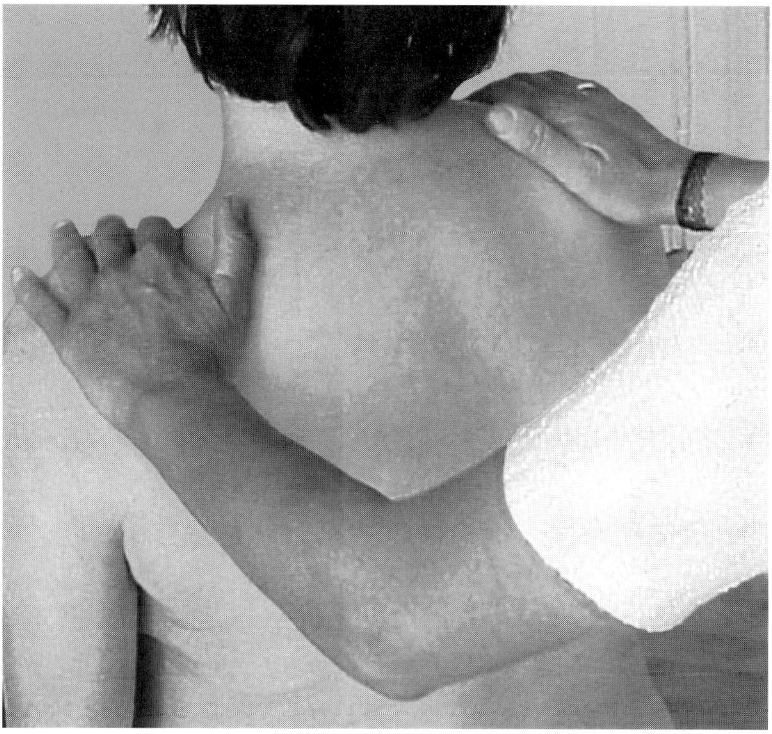

**Schritt 9**

Die Hände von außen nach innen zur Wirbelsäule hin ziehen.

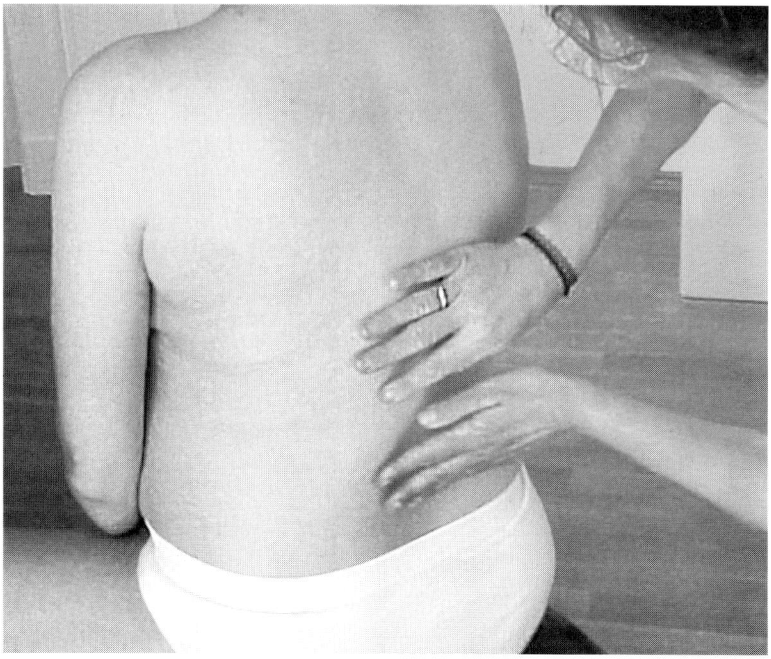

**Schritt 10** Nochmals sanftes Schütteln wie am Anfang (Punkt 2 und 3).

**Schritt 11** Ein warmes Kirschkernsäckchen oder eine warme Kompresse in den Nacken legen, 10–20 Minuten Nachruhe!

# Spezielle Bauchmassage für Wöchnerinnen

**Indikationen**

Die spezielle Bauchmassage trägt dazu bei, der Wöchnerin wieder ein gutes Bauchgefühl zu geben. Der Bauch ist ja oft sehr in Mitleidenschaft gezogen. Sie unterstützt die Rückbildung und ist auch bei Lochialstau sehr hilfreich.

Ich zeige den Frauen eine einfache Massage im Uhrzeigersinn. Bei Mehrgebärenden, die nicht mehr so viele Fragen beim Hausbesuch haben, oder wenn es mir die Zeit erlaubt, verabreiche ich mindestens einmal in der Wochenbettbetreuung diese ausführliche Massage.

Bei Lochialstau gehört sie sowieso zur Therapie.

**Ölmischung**

Entsprechend der Indikation (siehe Wochenbett) wird mit dem entsprechenden Öl massiert.

## Massagetechnik

Die Wöchnerin nimmt die entspannte Rückenlage ein.
Unter die Knie wird ein Kissen oder eine Rolle gelegt.

**Schritt 1**

Die Hände unter das Becken legen, sanft schütteln.

**Schritt 2**

Das Öl im Uhrzeigersinn in den Bauch massieren.

**Schritt 3**

Die Hände rechts und links neben dem Nabel auflegen, eine Weile ruhen lassen (Ruhe vermitteln).

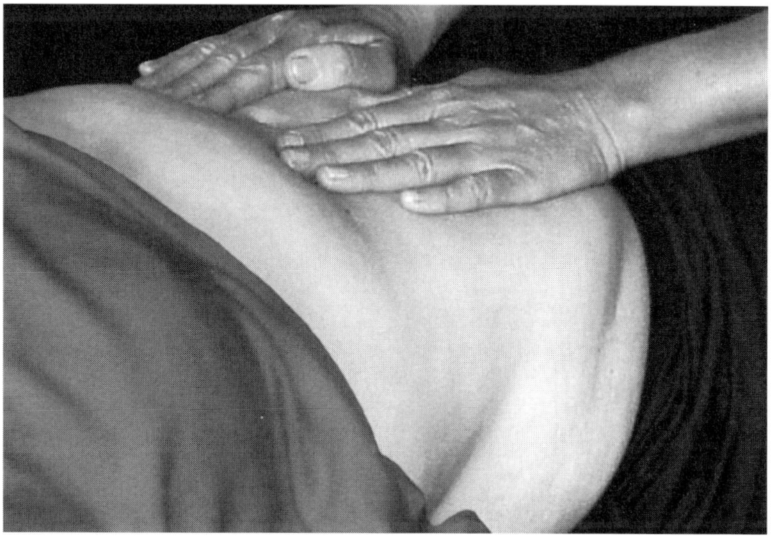

**Schritt 4**

Rechts und links neben dem Nabel kreisende Bewegungen von außen nach innen ausführen.

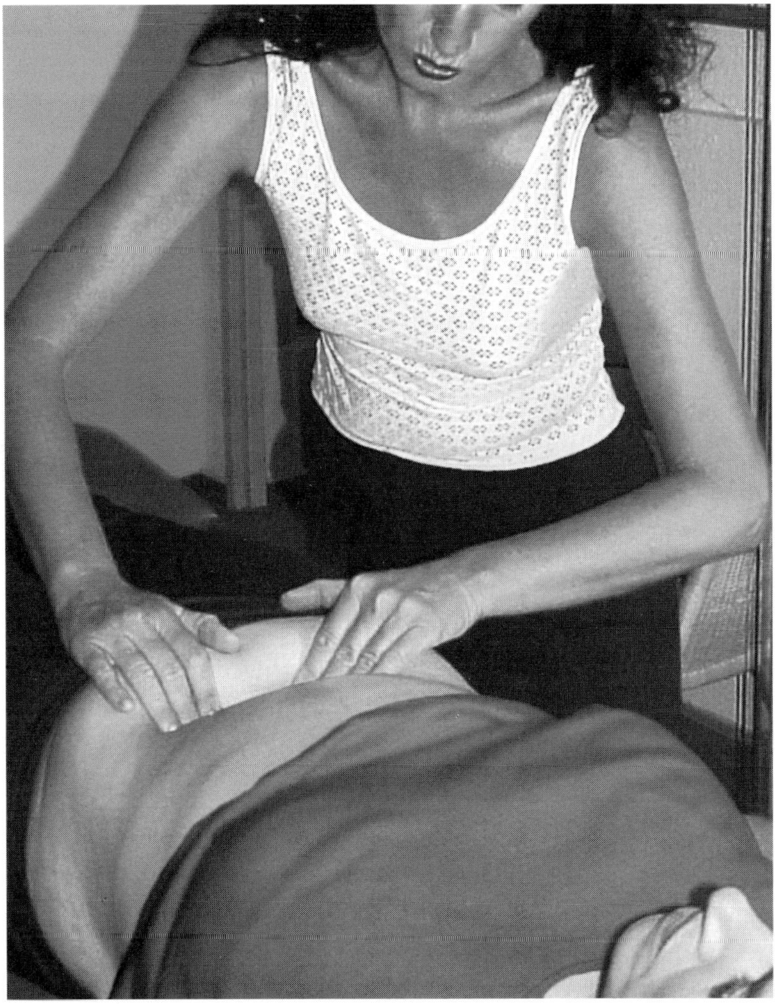

**Schritt 5**

In großen Kreisen um den Nabel kreisen, etwa 5x wiederholen.

**Schritt 6**

Kleine Kreise über den ganzen Bauch mit beiden Händen ausführen.

**Schritt 7**

Den ganzen Bauch gut durchkneten, mehrmals hintereinander.

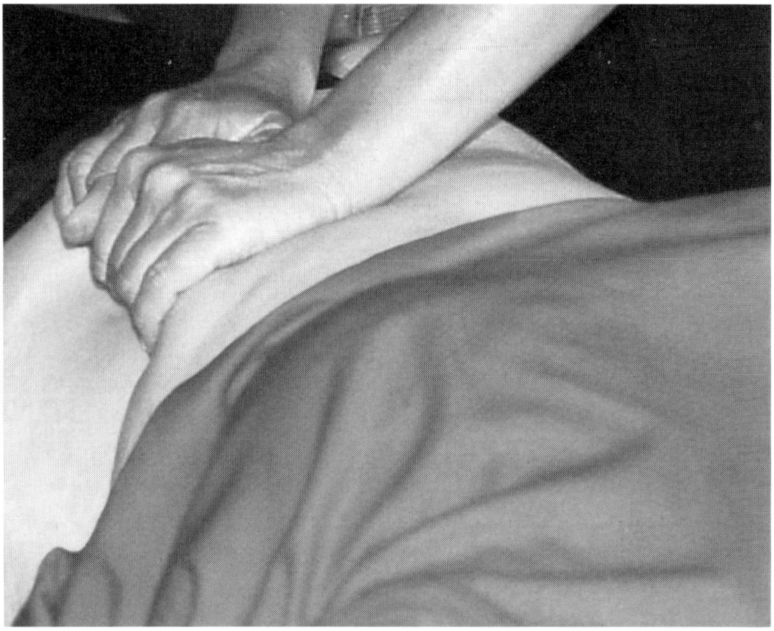

**Schritt 8**

Beide Hände über den ganzen Bauch von den Seiten nach innen ziehen, 5x wiederholen.

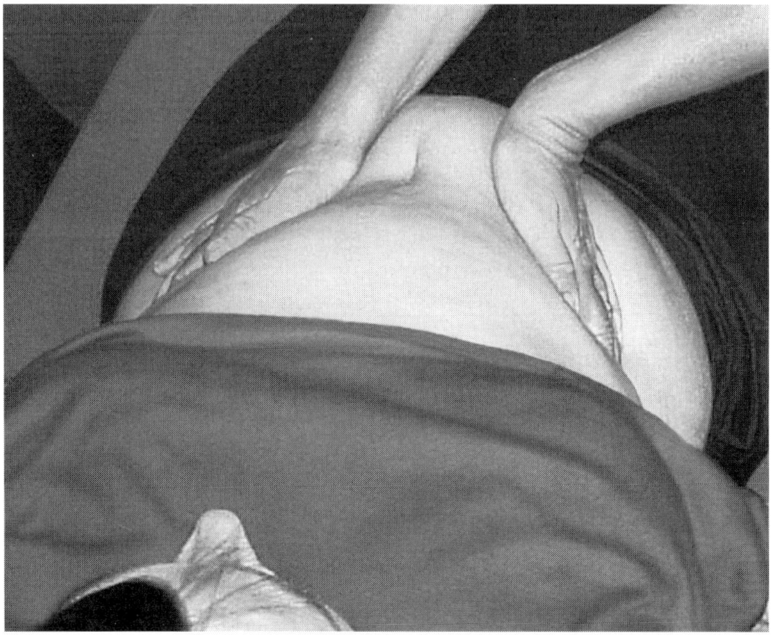

# Kreuzbeinmassage

**Indikationen**

- Die Massage darf bei Schwangeren **ab Mitte der 38. SSW** angewendet werden. Sie ist hilfreich bei Rückenschmerzen, Verspannungen und bei Schlaflosigkeit.
- Zur **Wehenanregung** bei Übertragung mischt man in die Ölmischung noch 2 Tr. Eisenkraut, 1 Tr. Jasmin und 2 Tr. Muskatellersalbei hinein.
- Auch hilfreich bei **Mehrgebärenden**, die immer wieder Wehen haben, welche jedoch wieder aufhören. Die Frauen sind nach der Massage viel entspannter, die Wehen kommen richtig durch oder verschwinden erst einmal und die Frauen haben so etwas Ruhe.

**Ölmischung**

1 TL Johanniskrautöl mit 1 Tr. röm. Kamille, 1 Tr. Schafgarbe und 1 Tr. Lavendel fein mischen.

## Massagetechnik

Die Frauen sitzen aufrecht auf dem Pezziball oder einem Stuhl.

**Schritt 1**

Ein warmes Kirschkernsäckchen kreisend auf dem Kreuzbeinbereich bewegen.

**Schritt 2**

Die Ölmischung mit warmen Händen in kreisenden Bewegungen auftragen.

**Schritt 3**

Kreisende Bewegungen der Daumen über dem Kreuzbein.

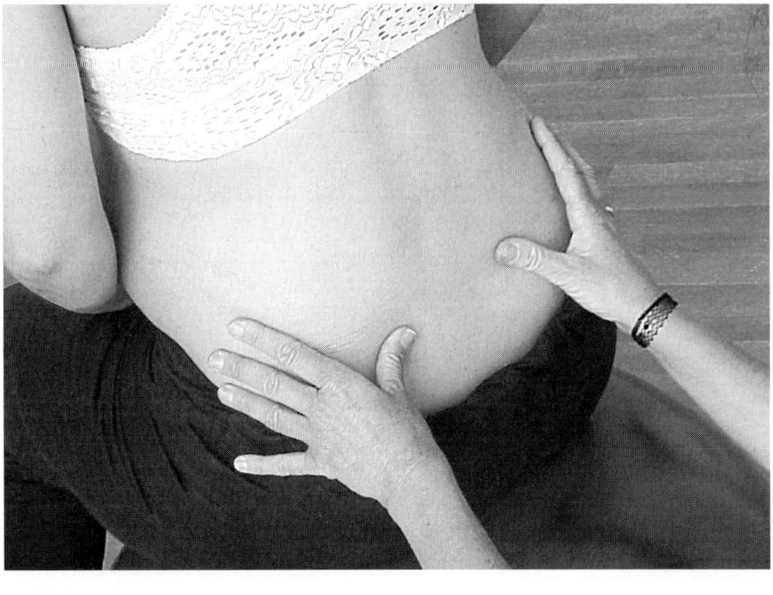

**Schritt 4**

An der Michael'schen Raute entlang feste kreisende Bewegungen mit dem Daumen, von unten nach oben, ausführen.

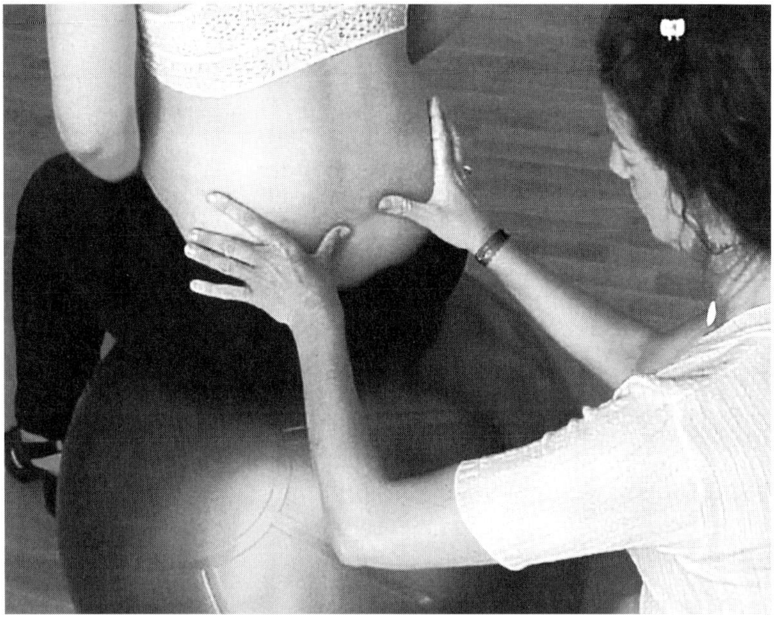

**Schritt 5**

Mit festem Druck der Daumen streichend vom Kreuzbein hoch an der Beckenschaufel entlang fahren, 5x wiederholen.

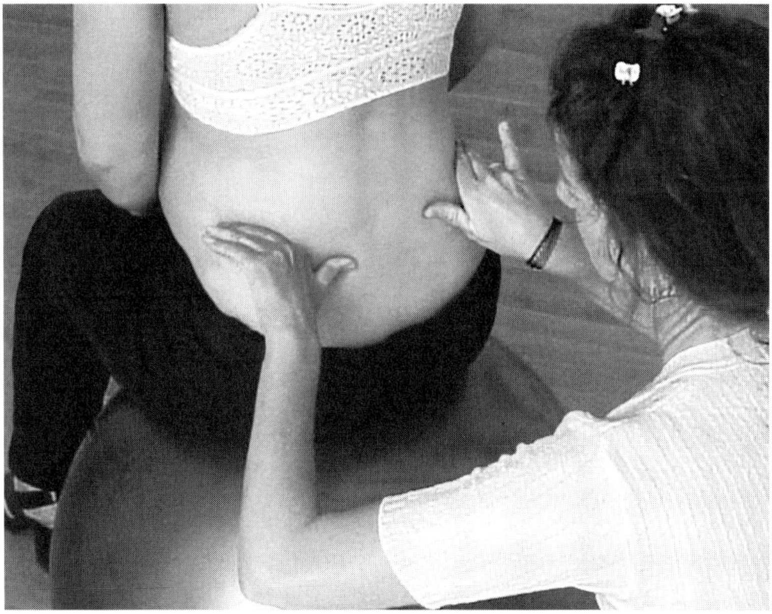

**Schritt 6**

Dann mit den Fingerspitzen von der Rückenmitte an den Beckenschaufeln entlangstreichen.

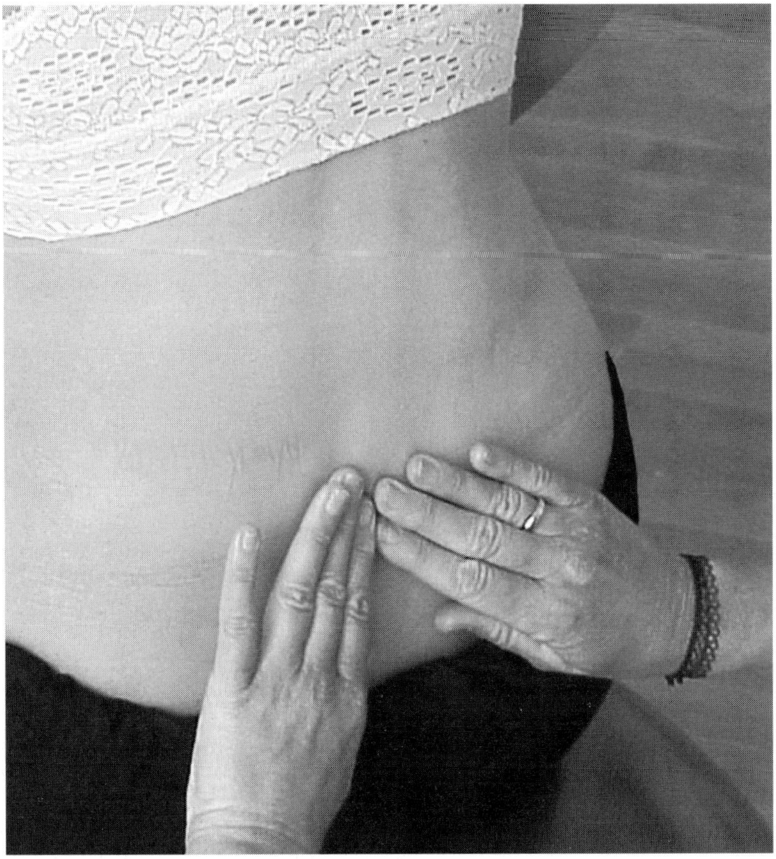

**Schritt 7**

Beide Seiten nacheinander gut kneten.

**Schritt 8**

Die Seiten auseinander ziehen, 5x wiederholen.

**Schritt 9**

Die Hände von den Seiten nach innen führen, 5x wiederholen.

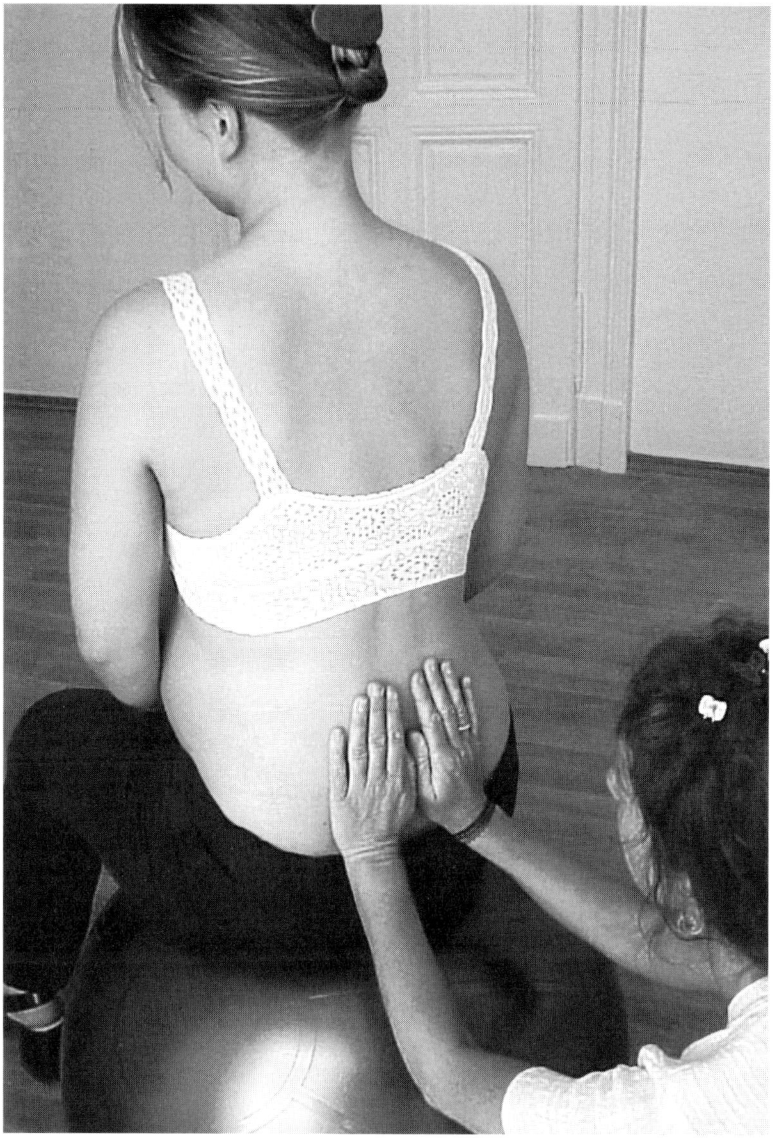

**Schritt 10**

Ein warmes Kirschkernsäckchen oder eine warme Kompresse auflegen, Nachruhe 20–30 Minuten.

| **Tipp** | Beispiel für eine entspannende **Kreuzbeinmassagemischung bei Menstruationsbeschwerden**:<br>1 TL Sesamöl, 1 TL Johanniskrautöl, mit 2 Tr. Lavendel fein, 1 Tr. Schafgarbe, 1 Tr. röm. Kamille |
|---|---|

# Herstellung von Kompressen

# Allgemeine Grundsätze

Heiße und kalte Kompressen haben in der Volksmedizin schon lange ihren Stellenwert. Auch in der Geburtshilfe sind sie schnelle, zuverlässige Helfer.

**Heiße oder warme** Kompressen haben eine sehr lösende, entspannende und entkrampfende Wirkung, **kalte** eine abschwellende, wohltuende Wirkung (z. B. Milcheinschuss!).

Unter der Geburt kann eine heiße oder warme Kompresse jedoch auch sehr anregend wirken!

## Herstellung von Kompressen

- Eine Schüssel mit 2 Liter kaltem oder warmem/heißem Wasser füllen.
- **Emulgatoren** für die ätherischen Öle (da sich die ätherischen Öle nicht mit Wasser verbinden)
  bei heißen oder warmen Kompressen 1 TL Honig
  bei kalten Kompressen 1 TL Milch
  bereithalten.

- In die Schüssel mit Wasser gibt man nun die entweder in Honig oder in Milch gelösten ätherischen Öle und rührt kurz um.
- Danach taucht man ein Gästehandtuch in die Schüssel, fasst es an beiden Enden aus der Schüssel (bei heißen Kompressen sehr wichtig!), wringt es kurz aus und legt die Kompresse auf.
- Ein Handtuch zum Abdecken kommt darüber! Sobald die Kompresse warm bzw. kalt wird, wird sie erneuert oder entfernt.

# Kalte Kompressen

## Schwangerschaft

**Ödeme**

Auf geschwollene Füße oder Hände werden Kompressen gelegt mit einer Mischung:
aus 2 Tr. Grapefruit, 1 Tr. Mandarine grün und 1 Tr. Bergamotte in Milch gelöst auf 2 Liter Wasser.
Diese ätherischen Öle wirken sehr entspannend und entschlackend, helfen auch gut bei heißem Sommerwetter. Außerdem wirken sie sehr stimmungsaufhellend.

**Kopfschmerzen, beginnende Migräne**

Kompresse mit 1 Tr. Nanaminze und 1 Tr. Lavendel fein in 1 TL Milch und 2 Liter Wasser gelöst.
Diese Kompresse wirkt lösend und erfrischend und macht den Kopf wieder frei (gut mit einer Massage zu kombinieren!)

## Geburt

**Hitzegefühl**

Als Kopfkompresse, wenn die Frauen sehr überhitzt sind (z. B. in der Badewanne), hilft eine Mischung aus 1 Tr. Lavendel fein und 1 Tr. Bergamotte in 1 TL Milch und 2 Liter Wasser gelöst.

**Stärkere Nachblutungen**

Bei stärkeren Nachblutungen nach der Geburt hilft eine kalte Kompresse auf dem Bauch mit 2 Tr. Zitrone, 2 Tr. Zypresse und 2 Tr. Lavendel fein.

## Wochenbett

**Naht- und Dammprobleme**

Bei einem **geschwollenen Damm**, einer großen **Episiotomie oder geschwollenen Sectio-Naht** mache ich eine kalte Kompresse auf den Damm (Cave Blase!) mit einer Mischung aus:
2 Tr. Zypresse, 1 Tr. Schafgarbe und 1 Tr. Lavendel fein.

**Milcheinschuss**

Kalte Kompressen mit einer Mischung aus:
1 Tr. Lavendel fein und 1 TL Rosenhydrolat auf die betroffenen Brüste auflegen; eventuell Eiswürfel in das Wasser hineingeben.

**Fieber**

Wadenkompressen aus einer Mischung aus:
2 Tr. Zitrone und 2 Tr. Lavendel fein.

# Warme Kompressen

## Schwangerschaft

**Starke Verspannungen**

Gut warme Kompressen mit 1 Tr. Lavendel fein, 1 Tr. Neroli, 1 Tr. Waldmajoran in Honig und 2 Liter warmem Wasser gelöst auf die betroffene Stelle (z. B. Nacken, oberer Rücken oder Rückenmitte) auflegen.

Kreuzbeinkompressen dürfen jedoch erst nach der 38. SSW angewandt werden!

**Schlafstörungen**

Eine halbe Stunde vor dem Schlafengehen helfen die gleichen Kompressen bei Schlafstörungen.
Sie können gut durch eine Massage ergänzt werden.

## Geburt

**Wehenanregung**

Warme/heiße Kompressen werden auf den Bauch in den Fundusbereich und in den Kreuzbeinbereich gelegt, am besten abwechselnd. Diese Maßnahme trägt auch dazu bei, die Wehen zu fördern und effektiver zu machen. Ich nehme eine Mischung aus 1 Tr. Jasmin, 1 Tr. Eisenkraut und 1 Tr. Muskatellersalbei in Honig gelöst. Öfter wiederholen.

**Schmerzlinderung**

Die gleiche Mischung hilft auch gut bei starken **Rückenwehen**.
Eine Dammkompresse mit 2 Tr. Lavendel fein in Milch gelöst auf 2 l Wasser lindert den Dehnungsschmerz.

## Wochenbett

**Anregung des Milchflusses**

Hierzu eignen sich warme Kompressen mit einer Mischung aus 1 Tr. Fenchel, 1 Tr. Lavendel fein und 1 Tr. Rosengeranie

**Rückbildungsstörungen**

Bei Lochialstau oder wenig Lochien bereite ich eine sehr warme Kompresse mit einer Mischung aus 2 Tr. Eisenkraut, 1 Tr. Nelke, 1 Tr. Zimt und 1 Tr. Lavendel fein.

**Sehr schmerzhafte Nachwehen**

Gegen sehr schmerzhaft empfundene Nachwehen hilft eine sehr warme Kompresse aus 1 Tr. Rose und 2 Tr. Lavendel fein.

## Neugeborenes

**Starke Blähungen und Unruhe**

Viele Babys haben nach der Geburt sehr unter der Umstellung zu leiden und reagieren mit heftigen Blähungen und starker Unruhe. Hier helfen warme Kompressen aus:

1 Tr. Lavendel fein und 1 Tr. Rosenhydrolat.

Anschließend kann das Bäuchlein zart mit dem Babyöl eingerieben werden.

# Anhang

# Bezugsquellen für ätherische Öle

Primavera life
Vertrieb und Export von ätherischen Ölen & Kosmetik GmbH
Am Fichtenholz 5
D-87477 Sulzberg
Tel.: 08376/80898
FAX 08376/80839

La Florina
Scherneck GmbH & Co KG
Auf der Tannenhöhe
D-35327 Ulrichstein
Tel.: 06645-919325
FAX 06645-919326

Bellaria
Steinacker 60a
D-51429 Bergisch Gladbach
Tel.: 0170/2033864
FAX 02204/981329

# Literaturverzeichnis

für alle, die gern mehr erfahren möchten


| | |
|---|---|
| *Braunschweig, Ruth von* | Pflanzenöle<br>Lavendel, Teebaum und Manuka, stark als Team<br>beide im GU Verlag erschienen |
| *Fischer-Rizzi, Susanne* | Himmlische Düfte<br>ISBN: 3-88034-77-8<br>Hugendubel Verlag |
| *Valnet, Jean* | Aromatherapie<br>ISBN: 3-453-09367-4<br>Heyne Verlag |
| *Werner, Monika* | Ätherische Öle<br>ISBN: 3-7742-3370-5<br>GU Verlag |

# Die Autorin

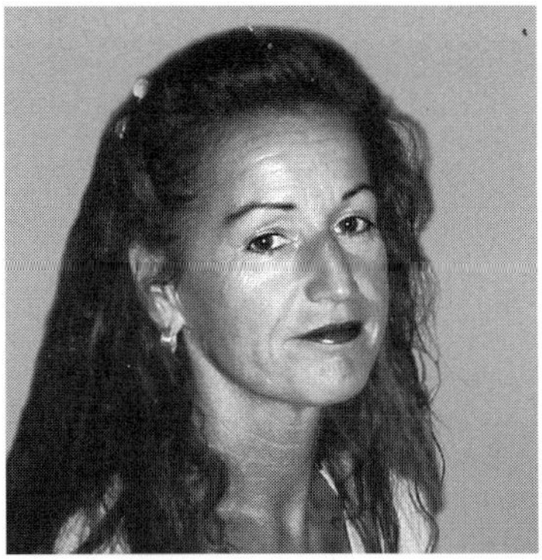

Nach dem Hebammenexamen 1978 sammelte Karin Stachowiak Erfahrungen in verschiedenen geburtshilflichen Abteilungen. Neben ihrer Hebammentätigkeit arbeitete sie als Kursleiterin für Geburtsvorbereitung und Rückbildungsgymnastik. Von 1985–1988 war sie leitende Hebamme in der Geburtsklinik Bensberg und praktizierte dort die ganzheitliche Geburtshilfe.

Seit Oktober 1988 ist sie als freiberufliche Hebamme in Vorsorge, Geburtsbegleitung (Klinik- und Hausgeburten) und Wochenbettbetreuung tätig.

Seit 1987 beschäftigt sich Karin Stachowiak mit ätherischen Ölen. Auf der Grundlage ihrer reichhaltigen Erfahrung und der verschiedenen Ausbildungen bei namhaften Aromatherapeuten, z. B. Susanne Fischer-Rizzi in Aromatherapie und Aromamassage, erarbeitete sie sich ein eigenes Konzept für die Aromatherapie in der Geburtshilfe.

Seit 1993 bietet die Autorin regelmäßig eigene Fortbildungen für Mitarbeiter rund um die Geburtshilfe an und bildet Hebammen, Ärzte und Pflegeberufe in Aromatherapie aus.

Karin Stachowiak
Steinacker 60a
51429 Bergisch Gladbach
E-Mail: stachowiak@t-online.de